最后一个巨人克洛奇

[UROGENITAL SYSTEM/泌尿生殖系统]

豆麦麦 / 著　立米 / 绘

陕西新华出版传媒集团

陕西科学技术出版社

图书在版编目(CIP)数据

最后一个巨人克洛奇:泌尿生殖系统／豆麦麦著.－西安:陕西科学技术出版社,2015.3 (2020.8重印)

ISBN 978-7-5369-6381-8

Ⅰ.①最… Ⅱ.①豆… Ⅲ.①泌尿生殖系统－青少年读物 Ⅳ.①R322.6-49

中国版本图书馆 CIP 数据核字(2015)第 037528 号

最后一个巨人克洛奇(泌尿生殖系统)

出 版 者	陕西新华出版传媒集团　陕西科学技术出版社
	西安市北大街 131 号　邮编 710003
	电话(029)87211894　传真(029)87218236
	http://www.snstp.com
发 行 者	陕西新华出版传媒集团　陕西科学技术出版社
	电话 (029) 87212206　87260001
印　　刷	华睿林（天津）印刷有限公司
规　　格	720mm×1000mm　16 开本
印　　张	10 印张
字　　数	54 千字
版　　次	2015 年 5 月第 1 版
	2020 年 8 月第 2 次印刷
书　　号	ISBN 978-7-5369-6381-8
定　　价	23.80 元

CONTENT ABSTRACT
内容简介

　　毛小逗、麦麦罗、安千儿三人在学校组织的一次野外生存训练营大考验中意外地走失，误入巨人族生存的"时间空间"。

　　在"时间空间"里，三人遇到了巨人克洛奇，在巨人克洛奇的眼中，三个孩子显得非常渺小。

　　巨人克洛奇躯体庞大。由于庞大的身躯需要极大的能量才能维持其基本生存，因此，巨人克洛奇使用两大方式维持生命：一是不断地寻找食物，以供身体能量的需求；二是减少活动，常常嗜睡。

由于生存环境的恶化，巨人族的食物越来越少，他们开始靠寻觅一些树叶、杂草来维生。毛小逗、麦麦罗、安千儿进入"时间空间"，跌落神秘之地后，身上沾满了树叶、杂草，正巧遇到了正在寻觅食物的克洛奇，便随着树叶、杂草被克洛奇吞入腹中。

由此，三人来到了另一个"生存空间"——巨人克洛奇的躯体内，并在这个生存空间里开始了一次神奇的人体探索之旅！

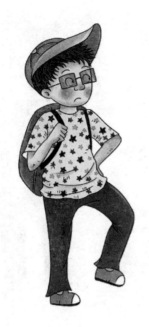

毛小逗：毛小逗的爸爸是一位生物学家，受爸爸的熏陶，毛小逗自幼热爱科学，和别的孩子一样对任何事物都充满好奇与疑问。他不但热爱科学，还喜欢冒险。

姓名：毛小逗
性别：男
年龄：少年

THE MAIN CHARACTER

主角

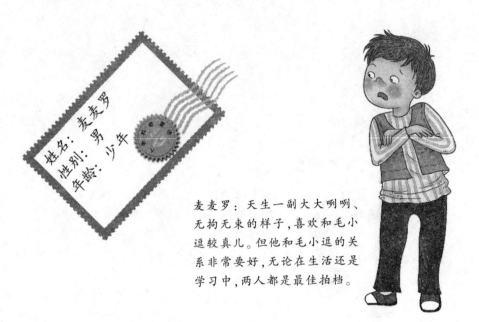

姓名：麦麦罗
性别：男
年龄：少年

麦麦罗：天生一副大大咧咧、无拘无束的样子，喜欢和毛小逗较真儿。但他和毛小逗的关系非常要好，无论在生活还是学习中，两人都是最佳拍档。

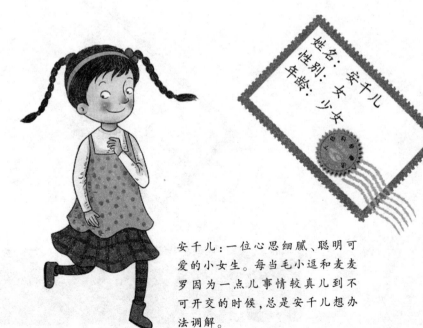

姓名：安千儿
性别：女
年龄：少女

安千儿：一位心思细腻、聪明可爱的小女生。每当毛小逗和麦麦罗因为一点儿事情较真儿到不可开交的时候，总是安千儿想办法调解。

CATALOG

目录

CATALOG

目录

第1章

· ·

行使仗义救大脑

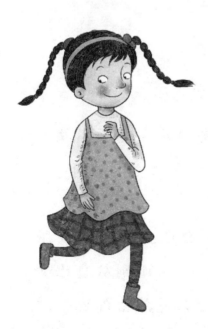

行侠仗义救大脑

①麦麦罗的孤独

麦麦罗和毛小逗、安千儿在是否拯救大脑的问题上产生了分歧,结果麦麦罗落单,独自一人要去做大英雄。

"有什么大不了的,我自己去!"麦麦罗脑海里回想的还是这句话,这句刚刚从自己嘴里说出来的话此刻再想起来竟然格外地不对味儿。

他以为他们会像平时一样跟上来的，可是此刻却只剩下自己形单影只地站在这个陌生的环境里。他甚至有点怀念那些一起斗嘴的时光，虽然自己每次都被他们打击，可那也好过自己一个人在这儿呀。

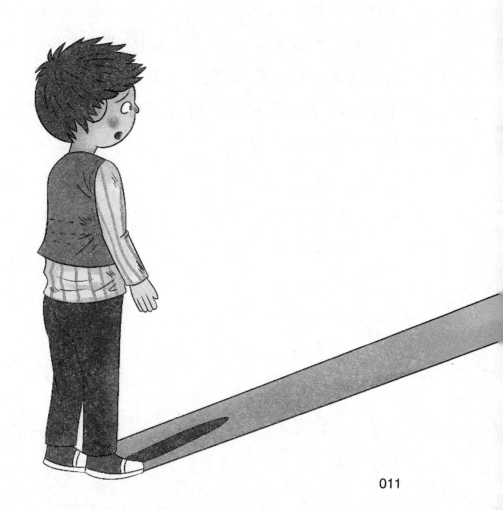

要问他后悔了没，那是肯定的，尤其是在这种陌生的有点压抑的环境里。他回头看了看身后，并没有看到小伙伴们跟上来的身影。

这似乎是在麦麦罗的意料之外，即使是这样，麦麦罗心里还是有点说不出来的苦涩，其实在话说出口的时候他就后悔自己总是这样口无遮拦。

麦麦罗边走，边自言自语道："安千儿和毛小逗是真的不要我了吗？"当然此时此刻麦麦罗的心里还是有点害怕的，他便唱起《谁是大英雄》，给自己壮胆：

绝招好武功

十八掌一出力可降龙

大显威风

男儿到此是不是英雄

谁是大英雄

射雕 弯铁弓

万世声威震南北西东

伟绩丰功

男儿到此是不是英雄

谁是大英雄

一阳指 蛤蟆功

东邪西毒南帝北丐中神通

好郭靖 俏黄蓉

谁人究竟是大英雄

练得坚忍

大勇止干戈永不居功

义气冲霄汉

立地顶天是大英雄

才是大英雄……

　　但是，即便这样，麦麦罗还是感到莫名其妙地孤单，他想起和毛小逗、安千儿争吵的场景。

　　"你不要这么冲动，好不好。"毛小逗的声音再次在耳边响起来，或许他说的是对的，是自己太冲动了，可是思想上的英雄主义，心里的英雄情结,总让自己觉得做好人要做到底。

"麦麦罗,我们也很担心呀,你怎么能觉得我们都是无所谓的呀。"连很少这么认真的安千儿也一本正经地开始说自己。

在安千儿和毛小逗齐齐数落自己的时候,麦麦罗终于爆发了,这个爆发似乎隐忍了好久,他也不清楚自己怎么就会突然对小伙伴们有这样深的埋怨:"是啊,你们不冲动,你们很理智,反正你们觉得无所谓,看着掌控大脑的司令在我们面前被掩盖在那个屋子里,你们连眼睛都可以不眨一下。这不是冷静,这是绝情!如果你们认为这是冷静的话,那我宁愿做个不冷静的人。"

一番话说下来,还未等两个小伙伴做出什么反应,麦麦罗真的独自出发了……

望着麦麦罗离去的背影,安千儿向一直不说话的毛小逗说道:"其实,其实他也是有道理的。"

毛小逗看着那条路,已经这么久了,还没

看到麦麦罗转回来的身影。其实他也有点后悔了，麦麦罗那个意见并不是不可以，只是当时自己心里有另一番打算，但没想到他竟然会那么冲动。

"嗯。"许久，毛小逗才吐出这一个字。

"那，那我们去追他回来呀。"安千儿这个时候也有点后悔刚刚对麦麦罗说的那些话。

小伙伴们怎么会这个样子呢。其实很简单，还是因为他们刚刚告别大脑司令的事情。麦麦罗觉得虽然被挟持在前，可是也不能撇下他们不管呀。他想要找到办法，拯救瘫痪的大脑司令。

他的提议虽然没被小伙伴们否决，但是也没被同意，甚至还被说成是他太冲动。要知道，麦麦罗从小就喜欢看武侠故事，他一直把成为一个仗义的大侠作为目标。可正当他要发挥自己侠义精神的时候，却被自己的同伴否决了，可以想象，他会说出那些话也不是没有原因的。

此时此刻，我们的大侠麦麦罗心里其实是有点愧疚的，就这样扔下同生共死的伙伴似乎也不是什么大侠所为。算了，算了，不如退一步。

麦麦罗最终决定不要所谓的面子了，而是要回去向小伙伴们认个错，希望他们可以原谅自己。

②麦麦罗认错

与麦麦罗一样，安千儿和毛小逗也决定先找到麦麦罗再说。毕竟，助人为乐才是好孩子嘛。这个忙是一定要帮的，当然，也要冷静下来分析一下形势才可以。

麦麦罗正沉思着，一抬头就看到正朝自己走过来的两个小伙伴。

看到他们的身影，麦麦罗迅速转过身背对着两个小伙伴。麦麦罗心里想：绝对不能让他们看出来自己想回去认错这件事情。

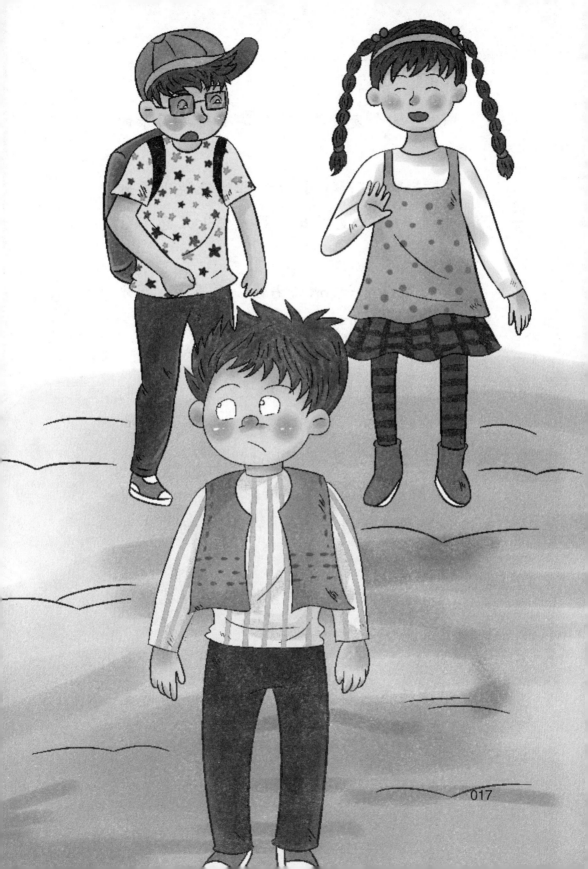

哎哟,这个麦麦罗,可真是个死要面子的小家伙。

"麦麦罗。"两个小伙伴当然很快也看到了在前面走得很慢的麦麦罗,安千儿忍不住先喊出了声。

麦麦罗转过头,强忍着委屈的眼泪,万分倔强,又万分委屈地说道:"你们来干什么?不是不来吗?"

要怎么说麦麦罗这个小家伙呢,心里明明不是这样想的,明明看到两个小伙伴心里高兴得要死,可是话一说出口就变了。

"我们走我们的,谁跟着你了?"一向懒得和他计较的毛小逗这次不知道怎么的,竟然也开始计较了。

"哼,那你们走你们的。"麦麦罗说完继续在这条完全陌生的路上乱转。

"这个……"安千儿刚要说什么,看到毛小逗示意的眼色瞬间懂了,她低着头跟着毛小逗,再不说话。

"安千儿，你觉得大脑瘫痪可能是哪儿出问题了呢？"毛小逗故意抬高了声音，这音量刚好能让走在前面的麦麦罗听到。

"这个啊。"安千儿故意顿了一下，在看到麦麦罗放慢了脚步之后，才开口，"应该是体内有什么毒素了吧，我记得我妈妈以前说过的。"

"有毒素哦，那我们得去找找，看看问题出在哪里。"毛小逗说着朝左边的方向走去。

"喂，站住。"麦麦罗突然回头跑到毛小逗身边，赌气地说了一句，"我要走这边。"

"好，你走嘛。"毛小逗岂能不知麦麦罗是在赌气，可是他依旧笑嘻嘻地朝别处走去，"那，安千儿，我们走这里。"

麦麦罗眼看着安千儿和毛小逗又要离自己而去，急忙跳出来嚷道："站住，和我一起走。"

"为什么呀，我们为什么要和你一起走呀？"毛小逗挑了挑眉道。

　　"因为，因为……"麦麦罗吭哧了半天，最后憋出几个字，"因为你是我搭档。"

　　"好搭档啊，你就是太冲动了。"毛小逗走上前拍了拍麦麦罗的肩膀。

　　"你说谁冲动呢。"麦麦罗听到他这样说，又忍不住抬高嗓门。

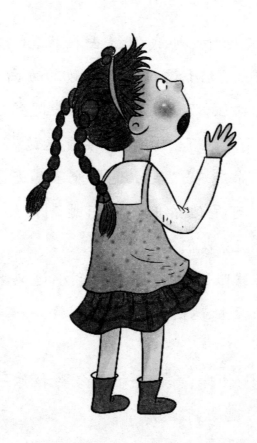

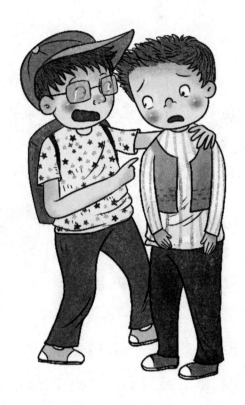

　　"哎，你看看，你看看。"毛小逗摇摇头，"你也不听我们说完，我们之所以没马上点头同意是因为我们觉得救是要救，但是要想个合理的方法呀。你看看，你这样闷着头往前走也不是办法是不是，我们总要找到解决的办法才可以呀。"

　　听到毛小逗这样说，麦麦罗低着头脸有点微红：自己的搭档说这番话何尝没有道理呀,自己是冲动了点。

　　"好了,好了,走吧。"毛小逗看着麦麦罗的样子,知道他已把自己的话听进去了,就拍了拍他的肩膀。

　　"那现在我们往哪里走?"安千儿看到这个情景赶紧跳出来表达了一下自己的想法,"不如就走这边?"

　　"走那边!"麦麦罗突然抬起头指了指另一条路。

　　"这边,这边。"安千儿仍然笑着就指着自己前面的路。其实她是故意的,她想试试看麦

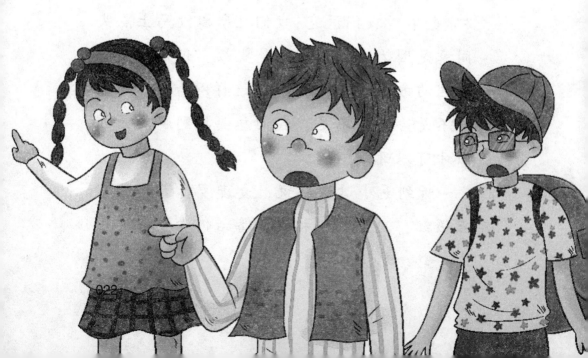

麦罗是不是还要坚持己见。

"也成，你们说走哪儿就走哪儿吧。"毕竟去哪儿找关于毒素这种事情，他们并不知道，所以此时此刻，麦麦罗并没有坚持。

当然了，事实证明，麦麦罗这次的没有坚持似乎并不是个正确的决定。因为这条路走了好久之后，并没有查到任何关于毒素的事情，倒是误打误撞地进入了另一个奇怪"小国"。

第2章

· ·

魔术之都的"大法师"

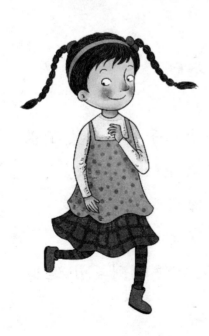

魔术之都的"大法师"

① 奇怪小国的大魔术师

三个小伙伴沿着安千儿手指的路走了很久,什么也没看到。正在失望的时候,突然,他们似乎发现了什么奇怪的东西。

"什么东西?"麦麦罗大吃一惊。

安千儿还来不及反应便听到毛小逗嚷道:"快看!"

"这里，这里好奇怪。"安千儿碰了碰身边的东西，这些奇奇怪怪的东西和他们之前见过的所有东西都不一样，这让她除了好奇之外也有点不解。

"这里和毒素没有什么关系吧？"麦麦罗心中惦记着早点找到毒素好解决大脑瘫痪这件事，所以有点心不在焉，甚至有点急着要出去。

"好了好了，知道你着急。"作为这么久的老搭档，毛小逗怎么可能不懂麦麦罗，他走上前安慰道，"或许我们在这里可以有意外的发现呢，而且我们现在貌似也出不去。"

毛小逗说得没错，这个地方很奇怪，进来之后却再也出不去了，他们挨个凭着记忆走了好多岔路口，都没找到出去的地方。

"当然是出不去了。"这个时候突然有个声音传到了他们的耳朵里，三个小伙伴一愣，随即明白了，这个说话的人应该是这里的主人。

　　"不过，能来到这里也算你们三生有幸了。"那个声音的主人继续笑着说道。

　　"谁稀罕进来呀。"听他那么说，麦麦罗小声抱怨道，这里可真的是误打误撞进来的。

　　"咦，这个小家伙貌似不大开心呀。"虽然麦麦罗那样说，可是那个声音的主人却没有要生气的样子，因为他只是微微一笑，"没关系的，我相信你会喜欢这里的，这是个神奇的国度。"

　　不知道是他太过于自信的话语还是他的友好，让毛小逗对他起了几分好奇心。

　　"敢问……"毛小逗刚开口说了这两个字，就被"嘘"的声音打断了。

　　当然了，这个声音来自这里的主人。

　　在小伙伴们都以为有什么特殊事情，屏住呼吸仔细听周围动静的时候，他才开口道："我知道你要问我什么，只是你要问的问题，我现在不能告诉你：一呢，是因为现在不方便告诉你们，二呢，是因为我要时刻保持着我的神秘感，这样我才会有更多的粉丝。"最后一个字说出来的时候，小伙伴们明显感受到了他语气里所包含着的骄傲。

"就你，还有粉丝。"麦麦罗一副不相信的样子。

"那个。"毛小逗关心的却是另外的事情，"你怎么知道我要问你什么呢？"

"我当然知道了。"他微微一笑，有种把所有东西都掌握在自己手心里的感觉，"因为我是无所不能的魔术师。"

"什么？"

"魔术师？"刚才还心不在焉的麦麦罗果然被这三个字吸引了，这里竟然有魔术师！

"你，你会读心术？"许久，安千儿有点不敢相信地问道。

"何止是读心术。"他笑得更加得意了，"我还知道，你应该是叫安千儿，嗯，那个家伙是毛小逗，那个对我一脸不屑的可是麦麦罗？"

"啊。"他话音刚落，三个小伙伴互相看了一眼，然后用近乎崇拜的眼神四处搜寻着，希望可以看到这个高人。

幸好，幸好，虽然司令部瘫痪了，有的程序却还可以运行。此时此刻，刚刚那个一脸得意的人正在暗自庆幸，他们三个之前的资料已经完全到了自己这里，要不，可真的要丢人丢大了。

"我知道你们对我很好奇。"那个神秘的魔术师顿了一下继续说道，"至于我为什么知道你们的事情，这个嘛，以后你们就会知道的。"

②魔术师初次显神通

"嗯，废话也说得差不多了，我们还是办正事要紧。"看着几乎目瞪口呆的小伙伴们，魔术师很满意现在的情况。当然了，此时此刻他还有更重要的事情要做，绝对不能因为陶

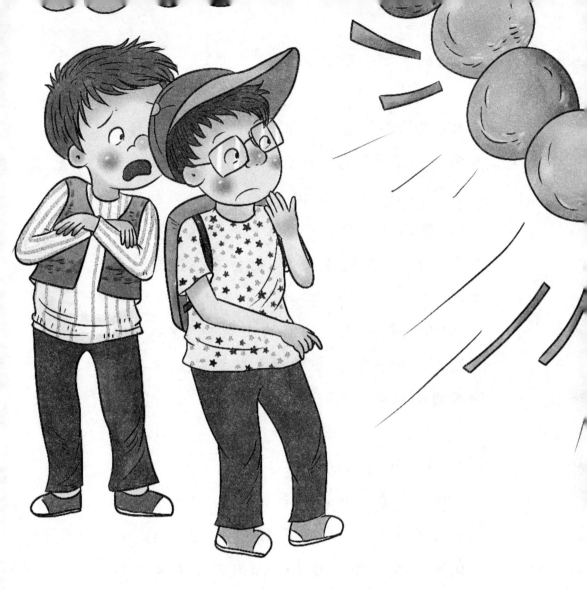

醉在小家伙们羡慕惊讶的目光里，而忘记了
自己的任务。

　　"什么？"

　　"正事？"

　　"什么事情呀？"三个小伙伴在听到他的

话后，不约而同地问。自己不过是误打误撞进入了这个地方，能有什么正事。

"这个嘛，稍安勿躁。"魔术师微微鞠了一躬，然后倒退一步。这时他突然想起来小伙伴们看不到他，不过没关系，他会有办法让他们看到的。

"看到眼前这个绚丽的小东西了吗？"随着魔术师的声音，小伙伴们眼前出现了一个绚丽的小东西。

"这是什么东西？"

"这是干什么的？"

"嘘！"魔术师很神秘地笑了，"这个是什么东西干什么的，等一下就会告诉你们的。现在我的魔术就要开始了，你们只要看着眼前的小东西就行了。"

在小伙伴们的眼睛都盯着这个绚丽的小东西的时候，魔术师再次开口了："接下来，就是见证奇迹的时刻。"

为了怕对方使诈，麦麦罗眼睛一动不动

地盯着那个绚丽的小东西，可就是一瞬间的事情，竟然又莫名其妙地多了一个绚丽的小东西。

"这个？"

"这个我知道，就是两个一模一样的小东西呗。"安千儿率先说出了自己的想法，本来以为是什么高明的魔术呢，没想到仅此而已嘛。

"你们仔细观察一下，它们可不是简单地长得一模一样哦。"魔术师当然知道安千儿这样说是因为心里还有点不认同自己这个魔术，不过没关系，精彩的还在后面呢。

"不是简单地长得一模一样？"麦麦罗忍不住问出了声，"你的意思是这个是另一个的复制版？"

"嗯，聪明。"魔术师也不卖关子了，直接告诉他们，"这个就是你们都知道的复制。"

"啊。"毛小逗稍微愣了一下，随即问道，"那你能告诉我们这个是怎么做到的吗？"

"这个嘛。"魔术师装作为难的样子，"这个要是告诉你们了，以后我靠什么混饭吃呀。"

"你就说一下嘛。"安千儿这下也有点好奇了，"不是两个长得一样的，那你是怎么把他复制出来的呢？"

"就是，就是嘛。"虽然这个小魔术并没有让麦麦罗很兴奋，但他还是很好奇到底是怎么回事。

"这个嘛。"魔术师故意顿了一下，在看到小伙伴们万分期待的眼神后才微笑着说，"那我就告诉你们吧，你们要知道，这个魔术只有我自己才可以完成哦。这是因为基因的特点，就是能忠实地复制自己，以保持生物的基本特征。"

"基因？"

"那是什么东西？"

这个突然冒出来的名词让小家伙们再次犯了难，这个被称作基因的到底是个什么东西呀。

"这个呀，说来话长了，既然你们想知道，我就告诉你们吧。"魔术师想到自己早就做好的功课便得意地笑起来，"基因(遗传因子)是遗传的物质基础，是 DNA 或 RNA 分子上具有遗传信息的特定核苷酸序列。基因通过复制把遗传信息传递给下一代，使后代出现与亲代相似的性状。"

"人类大约有几万个基因，储存着生命孕育、生长、凋亡过程的全部信息，通过复制、表达、修复，完成生命繁衍、细胞分裂和蛋白质合成等重要的生理过程。生物体的生、老、病、死等一切生命现象都与基因有关。它也是决定人体健康的内在因素。"

"基因？那我们平时说的遗传和这个有关系吗？"毛小逗突然插嘴问道。他虽然知道突然打断别人说话很不礼貌，可是他更想知道关于基因与遗传的关系。

"是啊，是啊，每次我妈说我不听话的时

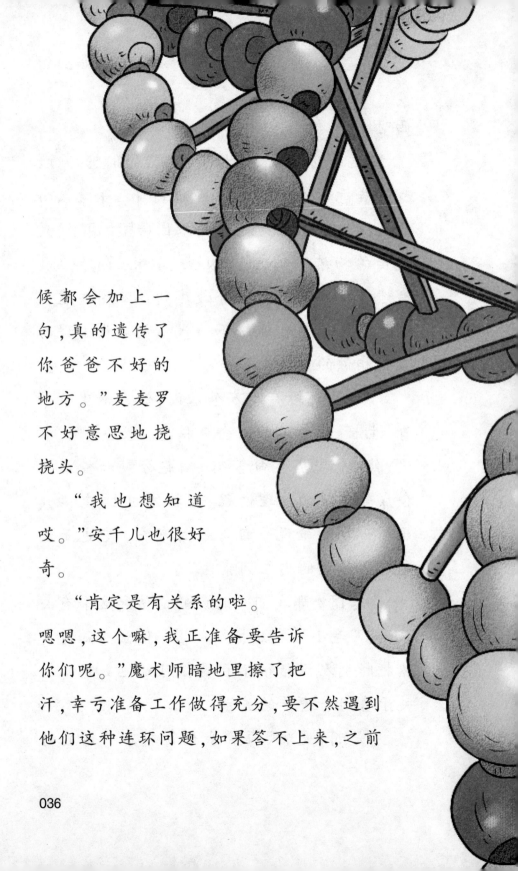

候都会加上一句，真的遗传了你爸爸不好的地方。"麦麦罗不好意思地挠挠头。

"我也想知道哎。"安千儿也很好奇。

"肯定是有关系的啦。嗯嗯，这个嘛，我正准备要告诉你们呢。"魔术师暗地里擦了把汗，幸亏准备工作做得充分，要不然遇到他们这种连环问题，如果答不上来，之前辛辛苦苦建立的形象岂不是要毁在自己手里了嘛。

"其实呀。基因就是有遗传效应的 DNA 片段，是控制生物性状的基本遗传单位。人们对基因的认识是不断发展的。19 世纪 60 年代，遗传学家孟德尔就提出了生物的性状是由遗传因子控制的观点，但这仅仅是一种逻辑推理的产物。20 世纪初期，遗传学家摩尔根通过果蝇的遗传实验，认识到基因存在于染色体上，并且在染色体上呈线性排列，从而得出了染色体是基因载体的结论。"

"20世纪50年代以后，随着分子遗传学的发展，尤其是沃森和克里克提出双螺旋结构以后，人们才真正认识了基因的本质，即基因是具有遗传效应的DNA片断。研究结果还表明，每条染色体只含有1~2个DNA分子，每个DNA分子上有多个基因，每个基因含有成百上千个脱氧核苷酸。由于不同基因的脱氧核苷酸的排列顺序不同，因此，不同的基因就含有不同的遗传信息。"一番话说完，魔术师紧张得要死，幸亏恶补了这么多知识，要不然就回答不上来这个问题了。

"这样啊。"小伙伴们懵懵懂懂地点了点头。

"如你们所见，刚才呢只是个热身的小魔术，真正神奇的地方在这里呢。"魔术师轻轻一挥手里的魔术棒，胸有成竹地对小家伙们说。

"咦，还有魔术表演？"小伙伴们有点不确

定地问。

"现在有请三位小朋友，向前走一步。"魔术师很绅士地弯了弯腰，也不管小伙伴们能不能看到，更不管他们心里怎么想的。

"我们？"安千儿虽然有点疑惑，但他们还是上前了一步。

"接下来请你们闭上眼睛，想象着你们正走在唯美的小路上，两边都是唯美的花儿。"魔术师的声音这个时候听起来竟然非常有鼓动性。

他们照着他说的闭上眼睛往前走去，似乎有人在指引着自己向前，似乎自己要飞起来了。

"那么。"似乎这样的惊讶一早都是魔术师预计到的，他依旧不温不火地说着，"现在就请三位小朋友睁开双眼吧。"

"啊，这，这里。"安千儿睁开双眼后看到周围的一切忍不住惊呼道，她看着旁边的毛小逗和麦麦罗，心里有种说不出的幸福感。

原来，自己真的要飞起来了。而且，自己现在站着的螺旋小楼梯真的很漂亮。

"不必惊讶，这是真的。"在天空上方漂浮着的螺旋状楼梯上，安千儿正睁大眼睛看着周围。当然，惊喜远远不止于此，因为魔术师在捕捉到小家伙们的惊喜以及惊讶后，再次开口："那么，就请小朋友们尽情地享受吧。"

"其实呢，染色体是基因的载体，基因是在 DNA 构成的染色体上记录信息并决定遗传的一段片断，又称为遗传因子，它由 DNA 和蛋白质组成。每条染色体都由一条双螺旋形的 DNA 分子组成，形状就像连接电话听筒与座机的那段能伸缩的螺旋线。将这段螺旋线展开拉伸时，就会发现 DNA 内部结构更接近于一个沿着螺旋线蜿蜒盘旋的楼梯。"

"基因只是 DNA 旋转楼梯中的一小段。而构成楼梯、扶手的是戊糖、磷酸骨架，构成楼梯踏板的是被称为核苷酸碱基的更小物质嘌呤与嘧啶。嘌呤与嘌呤，嘧啶与嘧啶互补配

对组合。在双螺旋体楼梯的排列上，嘌呤与嘧啶相互交错，一个嘌呤挨一个嘧啶。不同的排

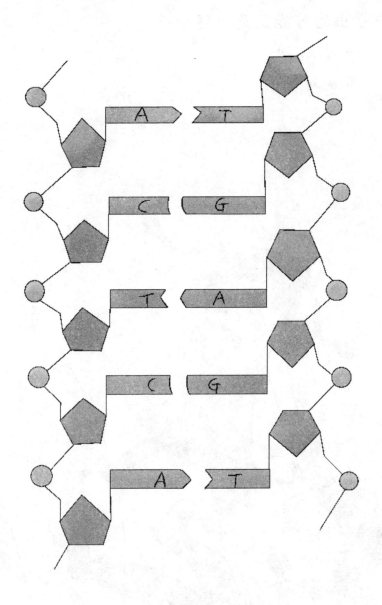

列组合构成人类的遗传密码，决定人体除意识之外的所有物质特性。排列组合出现错误，产生出的可能就是问题细胞。"

"嘭……"

"哎哟。"

"喂。"

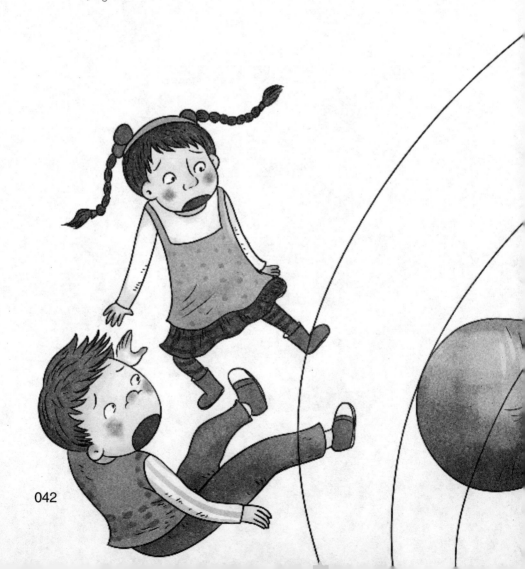

三个小伙伴还在愣神的时候突然觉得脚

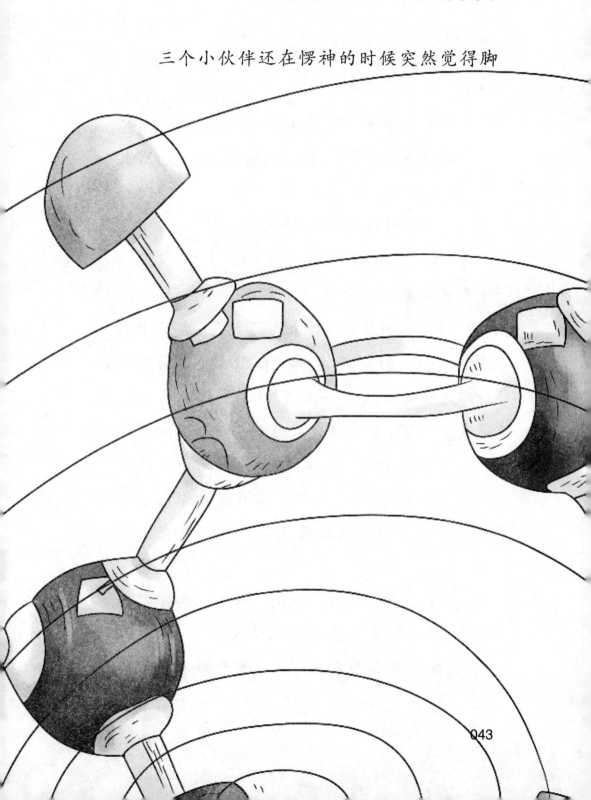

底下一空，从上面直接掉了下来。是的，没错，掉了下来。

安千儿顾不得自己被碰到的脑袋，抬起头想看看那个梦幻般的小楼梯究竟是怎么了，却什么都没有看到。

什么？竟然莫名其妙地消失了。

"这是怎么回事，小楼梯哪里去了？"很快麦麦罗和毛小逗也发现了。

"啊，不好意思，刚才收得太急，忘了你们三个还在上面。"魔术师把自己收起来的道具归回原位之后，才不慌不忙地给三个小家伙道歉。其实，魔术师是故意的，从他微微翘起的嘴角就看出来了。哼，谁让你们三个小鬼不知道我的厉害，不为难你们是因为你们要救司令老大，但是对我没礼貌，肯定要受惩罚的。

"啊，没事，没事。只是，那些小楼梯哪儿去了？"安千儿眨巴着大眼睛问。

"当然是各归各位了。"魔术师不咸不淡

地笑着说道，"当然了，为了表达我对你们深深的歉意，我决定再赠送你们一个表演。"

"什么魔术表演？"话还没说完麦麦罗就

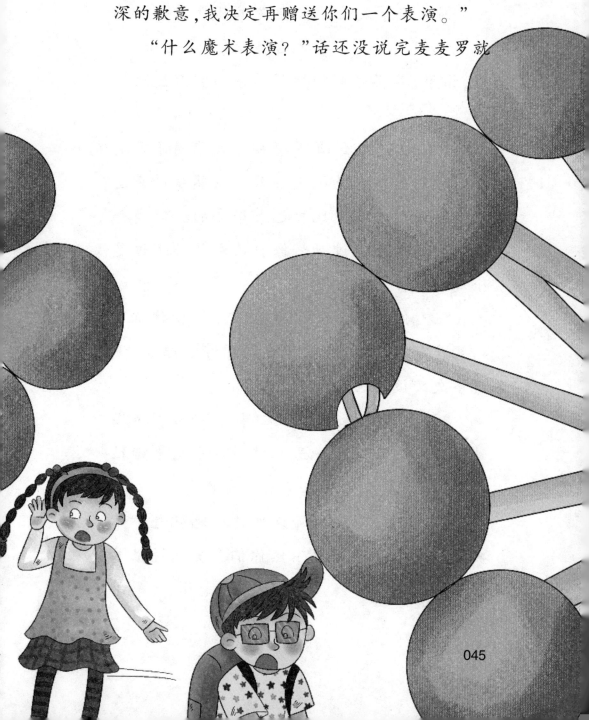

惊讶地张大了嘴巴。

因为怪事发生了：在魔术师挥着魔术棒对着他们指点了一番之后，他们竟然变小了。哦，错了，其实是他们周围的东西突然变大了。

"这，这是怎么回事？"安千儿看着眼前突然出现的庞然大物很是不解，虽然从进来这里之后遇到的都是比自己大很多的，可是如此巨大的却没见过，好像自己和伙伴不过是小蚂蚁一样。

"这，你要干什么？"就在三个小伙伴都在研究是怎么回事时，身子竟然漂浮了起来，没过多久又被丢在了地上。

"好痛哇，你到底怎么回事？"麦麦罗不满地说道，其实从他一进来就对这个魔术师很是不满了，虽然变魔术是他最喜欢的。

"你们看。"魔术师故作神秘地说道，"不要放过一丝一毫，要不然你们就会错过很多很多精彩。"

"什么？"麦麦罗不解地问。

显然魔术师已经放弃了继续和他们讨论的想法，他一语不发地看着此刻正在原地急得团团转的小鬼们。哎，要不是受人之托谁愿意在这里陪着你们瞎玩呀。魔术师不禁想到之前收到的来信，上面只有短短几个字：帮助小家伙们。

来信的人嘛，嘘，这可是个秘密，以后总会知道的。

③有 46 节"车厢"的基因

"这个，这个是火车？"安千儿四处转悠了一下之后有点不确定地问身边的小家伙。

"当然是。"魔术师这个时候再次插嘴，"友情提示，这个魔术所用的道具是和前一个魔术一样的哦。"

"你是说染色体？"

小伙伴们顿时想到之前那个比较唯美好

玩的魔术,只是他们更不明白了,这个家伙到底在想什么。

"你这样是为了什么?"一直不说话的毛小逗托着下巴说道,"从我们误打误撞进来开始,哦,错了,我们会走到这儿是必然的。也就是说从我们离开大脑开始,其实已经步入你的圈套了,对吧?"

毛小逗这样的话让安千儿和麦麦罗觉得惊讶极了,还有这样的事情啊。

"哟,好聪明的小家伙。不过,我觉得此时此刻你们应该关注的是你们面前的东西。"魔术师见自己被拆穿了,并没有慌张,反而异常淡定,"你们不就是为了查到大脑的病因嘛,我也是。都是受人之托的事情,既然目的一样,是否可以合作一下?"

"病因?"在听到魔术师说出这两个字之后,小伙伴们互相看了一眼,有点不确定,"你也想知道?"

"大脑瘫痪,以目前的情况来看,应该有

三种。第一种就是，遗传基因的问题。第二种嘛，当然是身体内的毒素问题。至于第三种，那就更容易知道了，是外敌入侵。"魔术师并未回答三个小伙伴的问题，而是直接说出了

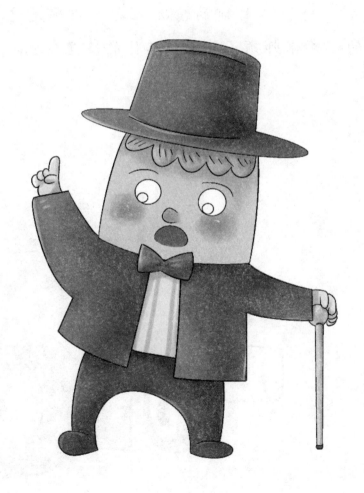

自己的想法，"当然，到底是哪一种，需要你们三个帮忙查看了。我唯一能帮助的就是在第一种情况之下。"

"你的意思是遗传基因的可能性很大？"麦麦罗听到说正事，才开始认真地询问。

"嗯，以目前的情况来看，的确是这样的。"魔术师顿了一下，"其他的情况我也不大

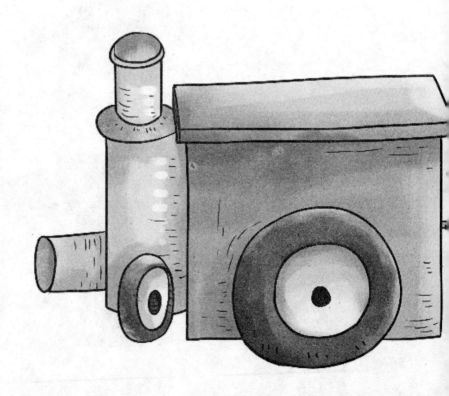

了解。好了，话题拉回来。你们现在所在的火车其实是我用染色体道具变的，这里的所有特性和染色体是一样的。"

"如你们所看到的，这列火车呢，有

基因

46节车厢，车厢内装载的物质是一种叫做基因的特殊物质，每节车厢内约有上千个基因。染色体既可发生数目异常，也可导致结构畸变，由此而发生的疾病称为染色体病。因其常常表现为具有多种畸形的综合征，故又称染色体综合征。唐氏综合征就是其中之一，是人类中最常见的染色体病。"

"里面的所有座位连起来就叫DNA，坐着旅客的座位叫基因，空着座位的就叫无效片断，旅客的行李又相当于蛋白质。又如我将一根头发比喻成DNA，头发上的头屑比喻成蛋白质，把这根头发缠绕折叠再缠绕折叠就成为一条又粗又短的染色体。"

"通过以上这些介绍相信你们应该懂了，假设染色体真的是一列火车的话，那么DNA就是火车上的车厢，而基因就是具体的某一节车厢。"

"基因呢，其实就是脱氧核糖核酸！由四种不同的核苷酸单体三个一组、三个一组结合成的大分子链！它们正是以这种方式存在于细胞核中的，而恰恰是这种宇宙中最神奇的螺旋形链式结构决定着生物物种的生存形式。越低级的生命，它的基因数量越少，越高级的生命，它的基因结构就越庞杂，而到了人类这里，核苷酸单体的数量在每一个细胞核中已经达到58亿个之多，由这些核苷酸组成的DNA，足足有3万多。"

"哇，这么多。"麦麦罗有点不敢相信地捂着嘴，那得有多少呀。

"你是说那3万多小伙伴都在这里？"好久毛小逗才问出这个问题。

"当然是了。"这个问题会让小家伙们惊讶，其实都在魔术师的预料之中。他依旧不温不火，"正如你看到的，这些小圆球都是基因，而每一根柱子是由两根基因长链互相缠绕而成，人体的每一个细胞里都有46条基因长链，配作23对，医学上又称这些基因长链为染色体。"

魔术师又说道:"孩子们,你们知道吗,这世界上有一对神奇的生灵,掌管着人类的性别。"

第3章

掌控性别的"神灵"

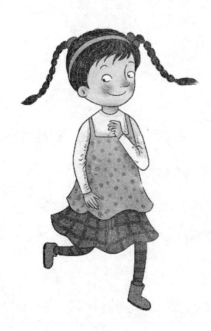

掌控性别的"神灵"

① 小·X 和小·Y 带你游世界

"什么！真有这样的生灵？"麦麦罗心头猛然跳动，"他们是神灵吗？快让我们拜拜！"

魔术师听到麦麦罗的话，哈哈大笑。他挥了一下手，刚才还在吵吵闹闹，为了交流自己所认为的事情而叽叽喳喳的小伙伴们立马停下了争吵，都仰着头看着突然出现的小门。

"是可以出去了吗？"麦麦罗有点兴奋地问。很快就证明他真的是高兴得太早了。因为在那个小门打开之后，走进来两个胖乎乎圆滚滚的东西。

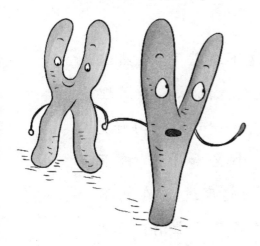

"嗨，你们好，欢迎来到染色体的世界。"

一个胖乎乎圆滚滚的东西向着他们鞠了一

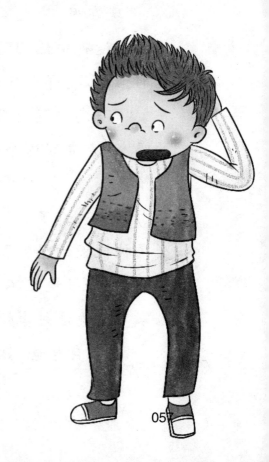

躬。当然他们也没忘记介绍自己："你们好，我们是细胞。"

"请。"在做出这个动作之后，小伙伴们才看清楚，这两个圆滚滚的东西后面还有一扇小门。在确定小家伙们走到了门前，他们俩一起拉开了门："请进。"

还未等小伙伴们有什么反应，有个软绵绵的声音就开了口："大家好，欢迎光临，我是细胞核。"

"细胞核？"小伙伴们这下迷茫了，显然这个软绵绵的声音只负责解说，他根本不搭理小家伙们，只是机械地重复着一句又一句话。

"现在呢，给大家介绍，小 X 和小 Y，接下来的旅途将由他们陪大家一起度过。"在扔下这句话之后，那个软绵绵的声音马上消失了。

"啊，怎么这么没礼貌，不知道打个招呼的吗？"麦麦罗这个耐不住性子的，果然这样说了。

"好了，好了。笨蛋，你没看出来，他们完全是被操控的吗？"毛小逗本来不想理他，但是想到，如果现在不和他说清楚，他肯定会在人家不礼貌这种事情上纠结。

"我来自爸爸，她来自妈妈。"小 Y 说。

"不对,不对,不是这样的。"小 X 说。

"那是什么样的? 就是我来自爸爸,你来自妈妈啊!"

"反正不对。总之我们两个是一对。"小 X 说着去牵了小 Y 的手,"细胞核上有好多我们的兄弟姐妹。"

"提问,人体内有多少对染色体?"小 Y 面无表情地说道,"答对题才可以继续前行。"

"这个? "麦麦罗不知所以然地望着毛小逗和安千儿,"你们两个知道吗? "

"一看就知道刚才魔术师说的时候你没认真听。"安千儿低声嘟囔了句,然后随口说道,"是 23 对吧? "

"回答正确。进入下一个环节。恭喜!"小 X 和小 Y 继续面无表情地说道,看来毛小逗说得对,他们都是被魔术师操控的。

"欢迎你们的到来。"不知道为什么在他们身后的门再一次被拉开的时候,小 X 和小 Y 的语气亲切了许多,此时,他们两个在一起的声音听上去很好听，"是的，人体内有23对染色体，我们两个是性染色体，专管生男生女。"

"哇，酷哦，原来是你们管的哎。"麦麦罗忍不住打断了小X和小Y的对话。

"其他的兄弟姐妹各有各的作用，都藏着很多很多的指令。"虽然被麦麦罗打断了，小X和小Y也只是稍微停顿了一下就继续着自己要说的话，"在细胞核中有一种像线一样的东西，因为容易被染上颜色，人们称之为染色体。生物体细胞中都有染色体，但是不同生物的染色体数目是不一样的。人有46条染色体，也就是23对。青蛙有36条，玉米有20条。这些染色体一半来自爸爸，一半来自妈妈，就如同我们两个，会形成一种配对关系。配对的染色体形状和大小一般相同。"

"染色体可以进行自我复制，以确保细胞分裂之后，每个细胞内还有同样的染色体。染色体内携带着大量的遗传信息，能使生物体

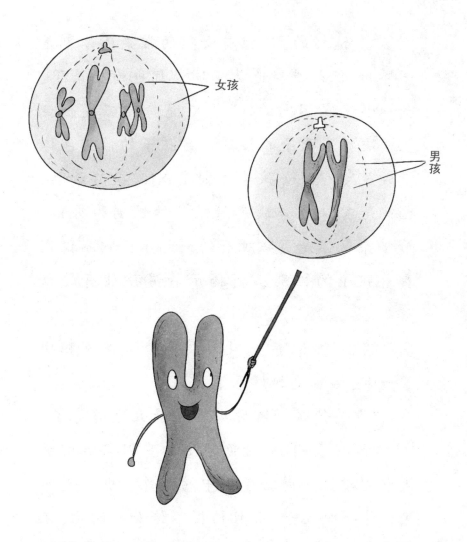

女孩

男孩

保持着上一代的特性。男生和女生的染色体是一样多的。"

　　"对了，你们说你们是管生男生女的，这个要怎么管？"麦麦罗忍不住又插嘴问了。

"是这样的，男孩与女孩的常染色体都是一样的，但是性染色体不同。你也看出来了，我和小Y是不同的。"小X说道。"正是性染色体决定了孩子的性别。男孩子的性染色体组成是XY，而女孩子的则是XX，换句话说，也就是Y染色体决定了孩子的性别为男孩，而Y染色体是男孩独有的染色体，它不仅代表着孩子的性别，还揭示着男孩独有的秘密。"

"独有的秘密？"毛小逗和麦麦罗互相望了一眼，然后更加好奇了。

"那是什么秘密呀？"连安千儿也好奇了。

"研究表明，Y染色体上的基因只能由亲代中的雄性传递给子代中的雄性，也就是由父亲传递给儿子，并且传男不传女。因此，在一个家族里，所有男性的Y染色体都是一样的。由此看来，Y染色体不但是延续家族命脉的代表，更如同一个族谱，可以分辨不同的族群。"小X和小Y一起说道。

"是这样啊。"麦麦罗点点头，表示有点了解的意思。

"而且，Y 染色体还通过生长基因鼓励男

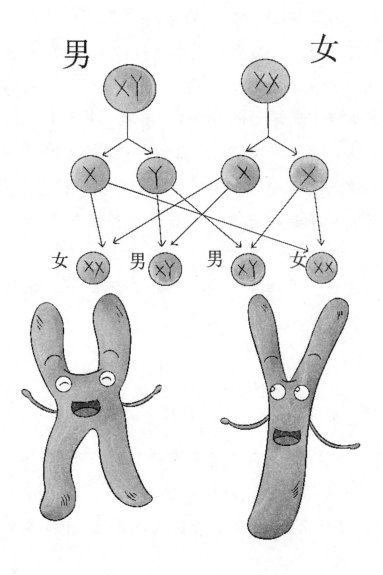

孩自强不息。”小 X 和小 Y 自顾自地说道，
“英国一项统计数据显示，男人的平均身高在
174.4 厘米，而女人的平均身高则是 162.2 厘
米。也就是说，男人的平均身高要比女人高
12 厘米左右，而生物学家通过研究发现：Y 染
色体上包含着增加身高的'生长基因'。我们
通常用'顶天立地'来形容男性，这是不是与
Y 染色体上的'生长基因'有一定关联呢？我
们更愿意理解为，因为男孩注定比女孩高大，
所以要承载起更多的家庭责任和社会责任。”

“哇，原来男孩比女孩子要高还有这个原
因的呀。”麦麦罗被这个神奇的 Y 染色体绝
无仅有的本领所折服了。

②Y 染色体在进化中一直变小

“当然了，男孩子也有脆弱的一面。”小 X
和小 Y 依旧机械地说着这些话。

“什么？”麦麦罗听到这句之后，有些不大

高兴了。

"哪有脆弱的呀，你看看我和毛小逗，多结实呀。"麦麦罗说着推了毛小逗一把，没想到毛小逗因为没站稳往后退了一步。

"哈哈哈哈。"安千儿忍不住笑了。

"啊，当然也有脆弱的了，像毛小逗这种。"麦麦罗赶紧改口，然后又装作好奇地问，"男孩子脆弱也和染色体有关系？这也太不靠谱了吧。"

"是的，的确和染色体有点关系。"小X和小Y异口同声地说道，"科学研究发现，到目前为止，能够保证免疫系统正常发挥作用的基因全部是X染色体，由于男孩比女孩少一条X染色体，相比之下，男孩的免疫能力就弱一些，患传染病的概率就高一些。那么，我们在生活中就要帮男孩提高抗病能力，平时让他多喝水，多吃水果蔬菜，多参加体育锻炼，保证充足的睡眠 这一系列措施，都可以弥补男孩少一条X染色体的不足。"

"我们在生活中不难发现，无论是男孩还是男人总有特别脆弱的一面。大量科学研究表明，Y染色体在长达约3亿年的进化中一直在变小，所含基因也在减少，所以被认为是非常脆弱的染色体。男孩比较容易受到伤害，看上去也有不同程度的恋母情结。因此，男孩特别需要得到母亲的照顾和关怀。所以，我们除了让男孩吃饱穿暖之外，一定要重视他的精神需要，多与他保持良好的沟通，多关心他、理解他，让脆弱的Y染色体感受到爱和温暖而不再脆弱。"

"嗯，听到没，小千儿，你以后要多多关心、理解我和毛小逗。"麦麦罗一本正经地对安千儿说。

"过去吧你。"安千儿懒得和他贫嘴。

"当然了，你也不用多关心我，多关心关心毛小逗吧，我上次去他家还看到他家有布娃娃呢。"麦麦罗又把矛头指向了毛小逗。

"啊喂，说了几次了，那是我邻居家小孩子

去玩的时候忘记拿走的。"毛小逗一脸黑线地看着麦麦罗。这个家伙有完没完呀，一直揪着这点不放。

"哦，对了，还要告诉你们一件事。"听到麦麦罗那样说，小 X 和小 Y 又开口说道，"既

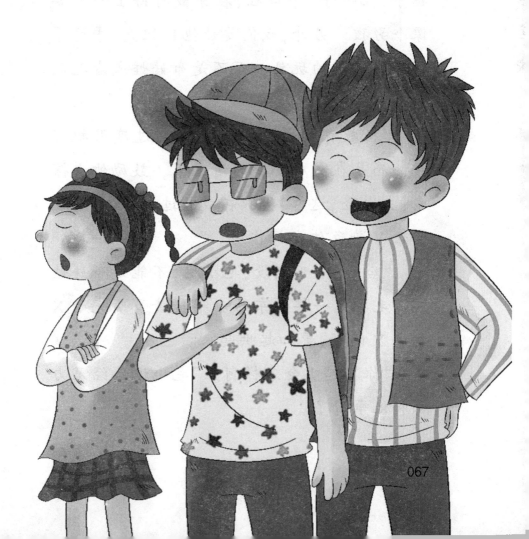

然染色体决定了孩子的性别，那么，我们就要通过教育让男孩对自己的性别有所认识。其实，男孩在 18 个月大的时候就知道了自己的性别，他能通过观察周围人的发型、外观、长相等特点分辨他人的性别。而我们要做的就是，不要把男孩当女孩养。比如，不要给他穿裙子、扎辫子、涂口红，在穿戴打扮上一定要像个男孩。另外，我们要让他玩坦克、手枪等带有男性化的玩具，而不是布娃娃或者毛毛熊等东西。"

"在教育方式上，我们不要过度保护男孩，而是在相对安全的情况下，鼓励他去探索、去冒险。这样，男孩在成长过程中，自然就会让 Y 染色体发挥作用。"

"哈哈哈，听到没，毛小逗，不能是布娃娃或者毛毛熊一样的东西哦。"麦麦罗听完小 X 和小 Y 的话，更加起哄起来。

"你不起哄会怎样啊。"毛小逗已经无力再和他争辩了。

③·小·朋·友·从哪里来

"咦,对了,我想知道小孩子到底是从哪里来的。"麦麦罗突然话锋一转,问出了这样一个问题, 虽然他此刻有点不好意思,"因为我妈妈说我是捡来的,所以就问一下。"

"是啊,是啊。"安千儿此时也说道,"我妈妈也曾经那样说过,说我是捡来的啊。"

"你们不会连这个也相信吧。"毛小逗看着两个小伙伴有点儿无语了, 如果连这么拙劣的玩笑都相信的话, 那可是真的不知道要怎么来和这些家伙沟通了。

"这个嘛,这个嘛。"麦麦罗有点不好意思地说,"现在当然是不相信了。"

"那就代表以前是相信的吧。"毛小逗撇撇嘴,一副"我就知道"的模样。

"那也不怪我嘛,我哪儿知道啊。"麦麦罗有点不好意思地扭捏了一下, 瞬间想到了什么似的直接对毛小逗说，"你这样是不是代表你知道呀，那你告诉我们小孩子是怎么来的呀。"

"我，我，我……""我"了大半天也没"我"出个所以然的毛小逗把求助的目光放到了小X和小Y身上，这个时候也只能指望他们来告诉自己了。麦麦罗问的问题，自己可是真的不知道，反正肯定不是爸爸妈妈捡来的就好了。

"当然是爸爸的精细胞和妈妈的卵细胞在妈妈肚子里相结合，怀胎十月，最后才生出来的。"小X看到了毛小逗求助的眼神，良久才缓慢地开口。

"精细胞？卵细胞？这又是些什么东西呢？"安千儿有点不解地看向身边的小家伙。

"这个。"麦麦罗装作一副什么都懂的样子，"这个"了半天之后才摇头，"我也不知道。"

"男人的精细胞在睾丸里生长、发育，成

熟后会通过输精管和尿道排出，女人的卵细胞生长发育在卵巢中，成熟后通过输卵管排出。"小Y赶紧解答了他们的疑问，"精细胞和卵细胞在女人的子宫里相遇之后，上亿个精细胞中只有一个最强壮的可以钻进卵细胞，和卵细胞合为一体，通过分裂，最后就形成了胎儿。"

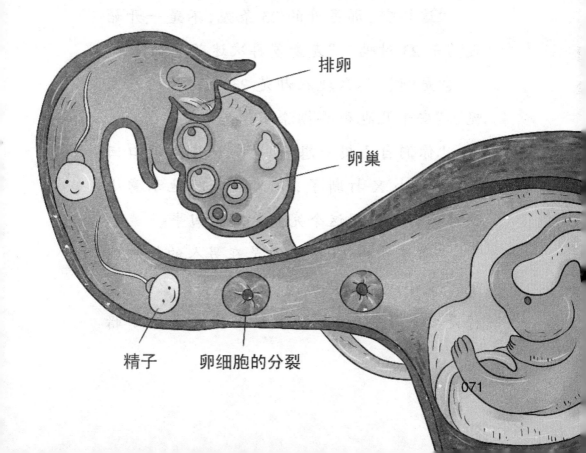

排卵

卵巢

精子　　卵细胞的分裂

　　"啊,这样呀。"麦麦罗若有所思地点点头,"那为什么他们一结合就能变成胎儿呢?难不成也是个大魔术?"

　　"额,这个嘛,当然是因为卵细胞的细胞质里,有打开 23 对基因中全部生命信息的钥匙呀。"小 X 赶紧补充道,"在所有的细胞中,只有卵细胞具备这种神奇的功能,可是它的细胞核里,却仅有 23 条单独的基因,由于基因的不完整,使得它无法进行细胞分裂。"

　　"这样啊,那另外的 23 条呢,不是一开始说的是 23 对吗?"麦麦罗再次迷茫了。

　　"是啊,怎么现在却是 23 条单独的基因呢。"安千儿也被弄糊涂了。

　　"你们自己想一想嘛。"小 Y 刚要开口回答,却被小 X 打断了,小 X 笑眯眯地示意小伙伴们自己想想这个究竟是怎么回事。

　　"那另外的 23 条基因是在男人的精细胞里?"毛小逗不确定地问,之所以会这么想,纯粹是之前小 X 和小 Y 的话其实也是给了暗示的，可能那两个小伙伴没注意。

　　"对，对，就是这样的。"在得到毛小逗的

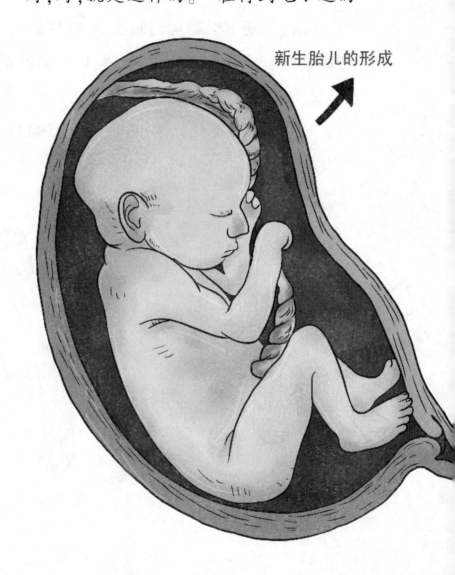

新生胎儿的形成

回答之后，小 Y 开心地笑了，"真高兴，你竟
然想到了。"

"额，他呀，可是我们班里最聪明的人了，
他能想到一点都不意外。"看着小 Y 高兴的样
子，安千儿赶紧开口说道。

"嗯，是呢，是呢。其实呀，当精细胞和卵

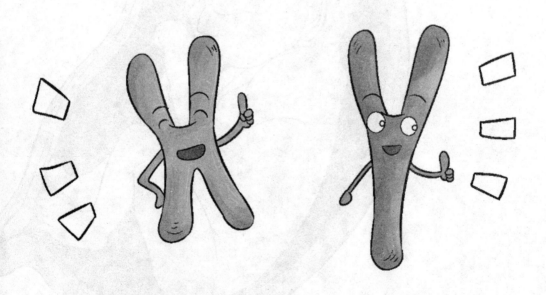

细胞结合后，各自的 23 条基因正好凑成了23
对，人的生命信息也就完整了。卵细胞质中的
监控系统便发出复制指令，于是，这个受精卵
便根据所有的信息复制人体中具有各种功能
的细胞，而各种被分裂出来的细胞，便按照各
自不同的功能分别组合成骨头、肌肉、神经、

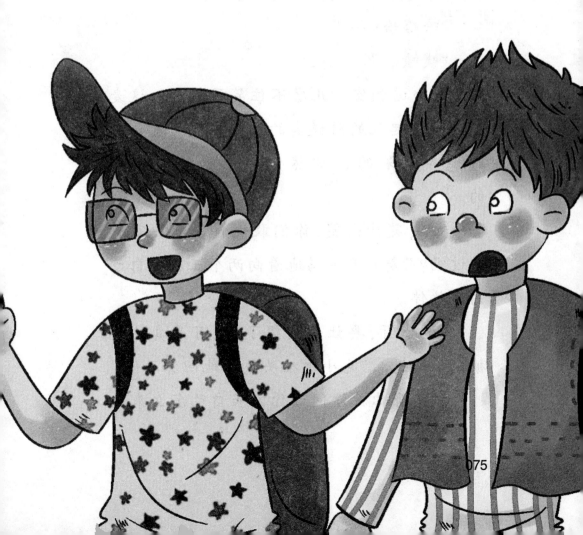

血管、皮肤等不同的组织，再由这些组织构成内脏器官、四肢、五官和大脑。这样，一个同时具有爸爸和妈妈两个人的生命特征的新生宝宝就诞生了。"小 X 和小 Y 异口同声地解答了小家伙们的疑问。

麦麦罗听完之后好久才呆呆地说了句："原来，我真的不是捡来的孩子呀。"

"哈哈哈……"

"噗嗤。"

毛小逗和安千儿忍不住笑了起来：这麦麦罗淘气起来的时候真的让人生气，可是有时候却呆呆的，竟然觉得他也蛮有意思的。

"喂，笑什么笑，你们敢说自己没被家长骗过吗？"麦麦罗不满地看向两个正在笑自己的小伙伴。

"这个呀，要让你失望了，我可是真的没被家长骗过。"毛小逗摇头晃脑地回答了他。

"那，那你就没问过你家长自己怎么来的

吗？"麦麦罗有点不服气地问。

"问了呀。"毛小逗看着麦麦罗挤了挤眼睛，然后得意地笑了，"我爸爸说了，是妈妈生的。"

"喂。"

"额。"

看着打打闹闹的小家伙，小 X 和小 Y 愣了一下，擦了擦额头上的汗，一副坚决不能承认认识他们的表情。

当然了，自己的任务完成了，这台大型的魔术表演也要拉下帷幕了。

只顾着打闹的小伙伴们根本没注意到已经做好离开准备的小 X 和小 Y，他们不知道那个一直目睹着这一切发生的大魔术师此刻也正在看着他们，做着随时抽手的准备。

"小 X、小 Y 的讲解到此结束，再见。"小 X 和小 Y 互相对视了一眼，牵着手鞠了一躬，然后在小伙伴们还没弄明白之前，瞬间消失了，当然连着消失的也有他们面前的东西。

　　"你看,世界上很多事情都让人惊讶! 天边的星星会陨落,地上的鱼虫会死亡,生命真的很短,你们一定要做自己想做的事,万万不能后悔。"伴随着这声音,麦麦罗发觉自己被固定住了。

第4章

魔术师再显神通

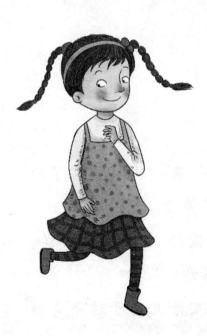

魔术师再显神通

①真假麦麦罗

"嘭。"

"哎哟。"三个小伙伴又一次被扔在了地上,头因为相撞而发出了声音。

魔术师在暗地里偷偷地笑了,"怎么样,这场魔幻的旅行,可还满意?"

"满意呀,满意呀。"安千儿对于这个奇妙

的旅程还是很开心的。

"哼，不就是这个嘛，我还以为有什么了不起呢。"麦麦罗其实心底里还是有点佩服的，他会这么说完全是因为这个家伙每次都在魔术结尾的时候耍自己一下。

"还好了，还好了。"毛小逗赶紧打圆场，他当然知道麦麦罗完全是因为对魔术师的不满了。

"喂，什么还好了呀，简直是糟糕透了，好什么？"麦麦罗才不领情呢。

"哦，是吗？"魔术师漫不经心地回答了一下，然后挥舞了一下手里的魔法棒，看着麦麦罗意味深长地笑了，"那再给你个奇迹可好呀？"

"你又想搞什么鬼？"麦麦罗刚说完就捂住了嘴巴，惊呼，"不可能！"

何止是麦麦罗，连安千儿和毛小逗也捂着嘴巴惊讶地看着眼前突然出现的麦麦罗。是的，是突然出现的。

　　因为这里站着两个麦麦罗。

　　一模一样。

　　"这,这里有镜子?"麦麦罗有点惊恐地往

后退了一步,瞪着大眼睛看着眼前的人。

　　"没有。"安千儿咬着嘴唇,确定自己所处

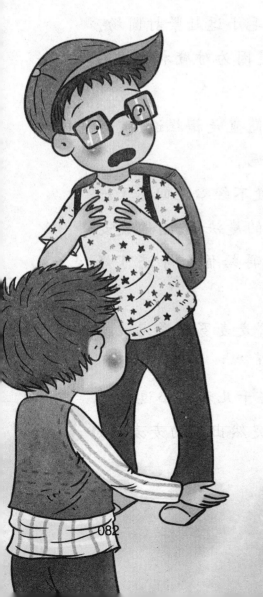

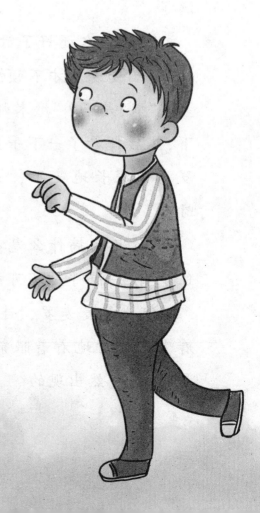

的不是梦境，是真实存在的。这里真的有个和麦麦罗一模一样的人。

"你，你在耍什么把戏？"麦麦罗很快明白了，这是那个魔术师的恶作剧。

"这当然就是我为你准备的另一个伟大的魔术了。"魔术师微微笑着。

"这到底是怎么回事？"毛小逗也忍不住问道。

"你们好。"那个突然出现的麦麦罗说话了。姑且称他为假的麦麦罗吧。

"你……声，声音都一样。"安千儿结结巴巴地指了指麦麦罗和这个站在麦麦罗旁边一模一样的人。

"当然一样。"魔术师得意地笑了，"因为，这可是克隆出来的麦麦罗哦。"

"什么？"

"克隆？"

麦麦罗突然想到很久之前，自己做梦都想有一个克隆的自己，他可以帮自己做作业听课，那样自己就可以痛快地玩了。

可是，此时此刻那个自己想要的克隆版本就在眼前，麦麦罗却突然害怕了。

"这到底是怎么回事呀？"安千儿忍不住问道。

"是啊，是啊，这到底是怎么回事？"连毛小逗也开始好奇了。

"这个嘛，当然是我的魔术了。"魔术师看到小家伙们抓狂的样子忍不住笑了，"现在还是让我一点点来说吧。隆是英文'clone'或'cloning'的音译，而英文'clone'则起源于希腊文'Klone'，原意是指以幼苗或嫩枝插条，以无性繁殖或营养繁殖的方式培育植物，如扦插和嫁接。在内地被译为'无性繁殖'，在中国台湾与港澳地区一般译为复制、转殖或群殖。克隆是指生物体通过体细胞进行的无性繁殖，以及由无性繁殖形成的基因型完全相同的后代个体组成的种群。通常是利用生物技术由无性生殖产生与原个体有完全相同基因组织后代的过程。"魔术师说完这句话更得意了，他看着麦麦罗和其他小家伙，突然想到了用更好玩的方式捉弄他们。

当然了，那个念头也只是一闪而过，他依旧微笑着看着小家伙们。

"哎，对了，问你们一个问题，你们知道最早的克隆是什么时候吗？"魔术师突然停下来问了小家伙们一个问题。

"最早的克隆啊？"麦麦罗把自己看过的所有关于克隆的想了一遍，遗憾的是依旧未找到头绪。

"我记得好像在哪里看到过来着。"毛小逗觉得这句话太熟悉了，可是仔细在脑海里搜寻了一遍依旧未想到究竟在哪里看到过。

"是不是一只小羊呀。"安千儿突然问。

"小羊，我还小狼呢。"麦麦罗听完安千儿的话忍不住笑了起来。

"我想起来了。"经他们这么一闹，毛小逗倒是想起来了，"是一只叫多莉的羊吧？"

"嗯,对,对,对,果然是个聪明的孩子。"魔术师微微一笑,说道,"其实多莉并不是最早的克隆。"

"怎么可能,多莉是的呀。"安千儿这时也想起来了说,"我以前好像在什么书上看到过的呀。"

"我相信安千儿和毛小逗。"麦麦罗赶紧表明了自己的立场。

"嗯,其实呀,最早的克隆技术可是出现在我们中国哦。"魔术师对小家伙们的答案不加点评,而是直接说出了自己要说的话,"中国科学家童第周早在 1963 年就通过将一只雄性鲤鱼的遗传物质注入雌性鲤鱼的卵中从而成功克隆了一只雌性鲤鱼,比多莉羊的克隆早了33年呢。"

"原来是这样。那你还知道关于克隆的别的知识不?"麦麦罗这个时候可是比任何时候都积极,要知道他感兴趣的事情除了魔术、武侠,可就是克隆了。这个听起来很神奇的两个

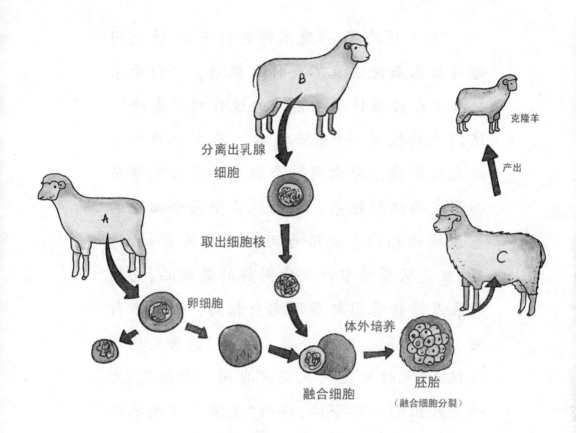

分离出乳腺
细胞

取出细胞核

卵细胞

体外培养

融合细胞

胚胎
（融合细胞分裂）

克隆羊

产出

克隆羊多莉的诞生

字影响了麦麦罗好久呢，别说他了，连一向对
什么都不是很在意的毛小逗也表现出了很大
的兴趣。

"是呀，是呀。"安千儿也随声附和着。

　　"当然还有了。"魔术师暗自庆幸，这个问题对自己来说还真不是什么难题，"科学家把人工遗传操作动物繁殖的过程叫'克隆'，这门生物技术叫'克隆技术'，其本身的含义是无性繁殖，即由同一个祖先细胞分裂繁殖而形成的纯细胞系，该细胞系中每个细胞的基因彼此相同。克隆也可以理解为复制、拷贝，就是从原型中产生出同样的复制品，它的外表及遗传基因与原型完全相同，但大多行为、思想不同。时至今日，'克隆'的含义已不仅仅是'无性繁殖'，凡是来自同一个祖先，无性繁殖出的一群个体，也叫'克隆'。"魔术师停顿了一下，"但是，克隆与无性繁殖是不同的。克隆是指人工操作动物繁殖的过程。无性繁殖是指不经过两性生殖细胞的结合，而由母体直接产生新个体的生殖方式，常见的有孢子生殖、被子生殖、出芽生殖和分裂生殖。由植物的根、茎、叶等经过压条、扦插或嫁接等方式产生新个体的过程也叫无性繁殖。绵羊、猴子和牛等动物没有人工操作是不能进行无性繁殖的。另外，花药离体培养成单倍体，不受精的卵细胞孤雌发育成个体如雄蜂、雄蚁，叫做单性繁殖，严格来说也不算克隆。而试管婴儿由于有受精过程所以也不属于克隆。科学要求严谨，定义非常关键，有时候概念的内涵和外延变化了，我们大部分人还使

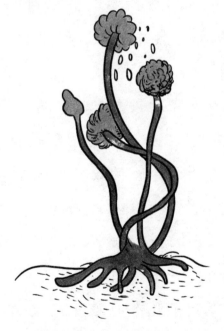

无性生殖（孢子生殖）

用旧有的内容，这样就容易造成混淆和混乱。克隆羊多莉是克隆的产物。"魔术师说完这些，稍微顿了一下，看着两个一模一样的麦麦罗，忍不住勾起了嘴角。

②魔术师失手

"其实呀，关于克隆的设想，我们都很熟悉的。"安千儿突然插嘴道，"以前妈妈和我提起过，我现在突然想起来了，对了，你们也应该很熟悉的。"

"什么？克隆的设想？我们怎么会熟悉呢？开什么玩笑呀。"麦麦罗赶紧摆手道，"我可是从来不知道什么克隆的设想呀。"

"你怎么会不知道。"安千儿眨巴着大眼睛，"你看过《西游记》吧？"

"废话，我当然看过，而且百看不厌。"麦麦罗边说边做了几个孙猴子的动作，"齐天大圣嘛。"

"孙悟空经常在紧要关头拔一把猴毛变出一大群猴子，这虽然只是神话，但用今天的科学名词来讲就是孙悟空能迅速将自己身体的一部分克隆成自己。是这个意思吧？"毛小逗很快就明白了安千儿的意思。

"是啊，是啊，就是这个意思。"安千儿赶紧点头道。

"从理论上讲，猴子毛含有的蛋白质是指导该部分毛发合成DNA的部分表达（与其内含子和外显子有关），可以进行逆转录，也就是可以克隆。但是事实上，我们的技术还没有先进到这样的地步。"魔术师这时候插嘴说道。

说到这里魔术师突然想起来还有一点没有告诉这些小家伙们："其实，另外还有一种克隆方法，就是提取两个或多个人的基因细胞进行组合形成胚胎，出生后的克隆人将有提供基因的几个人的特征。由于克隆技术是无性生殖，所以它并不是根据基因重组、基因突变、染色体变异等原理而发明的技术。虽然克隆很神奇，但是它诱人的地方也就是它最危险的地方。"

"一切准备就绪，变！"魔术师挥舞了一下小魔术棒，在小家伙们完全没反应过来之际，那两个一模一样的麦麦罗却互相交换了好几次位置。

"麦麦罗。"安千儿也察觉到了刚才麦麦罗的位置发生了变动。

"嗯。"

"嗯。"

什么，出现什么事情了，两个麦麦罗一起说话了。

"好了，这个魔术表演完了，我要把克隆的麦麦罗收走了。"魔术师装作很无奈地说道，"咦，这，这两个哪个才是真的呀？"

"什么？你分不出来？"毛小逗觉得事情严重了。怎么会，怎么会这个样子呀。

"你不是要把克隆的收回去了吗？"安千

儿有点害怕地问道。

"是啊，肯定要收回去的，这可是我的道具。"魔术师愁眉苦脸道。

"啊。那这下可怎么办？"听到魔术师这样说，安千儿有点害怕，怯怯地说，"如果收错了，岂不是要把真的麦麦罗收走了？"

"是这个意思。"魔术师有点无奈地对小家伙们说，"现在就指望你们了。"

"我们？"毛小逗稍微一愣马上想到了办法，"麦麦罗，我们的老师姓什么？"

"秦。"

"秦。"

让毛小逗没想到的是两个麦麦罗几乎是异口同声地回答。

啊，这连回答都一样。

"搭档，我是麦麦罗，我才是麦麦罗呀。"其中一个紧张地上前去拽毛小逗的手。

"小千儿，我才是呀。"另一个也不甘示弱地去拽安千儿。

"到底哪个才是呀？"毛小逗有点搞不清楚了。这两个一模一样的人，可真的是个难题呀。

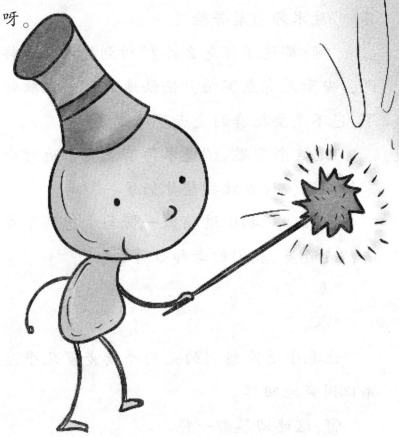

　　"喂，魔术师，你搞什么鬼呀，快点把那个假的变走。"一直站在毛小逗身边的那个麦麦罗突然开口了。

　　"喂，该被变走的是你吧。你是哪根葱呀，

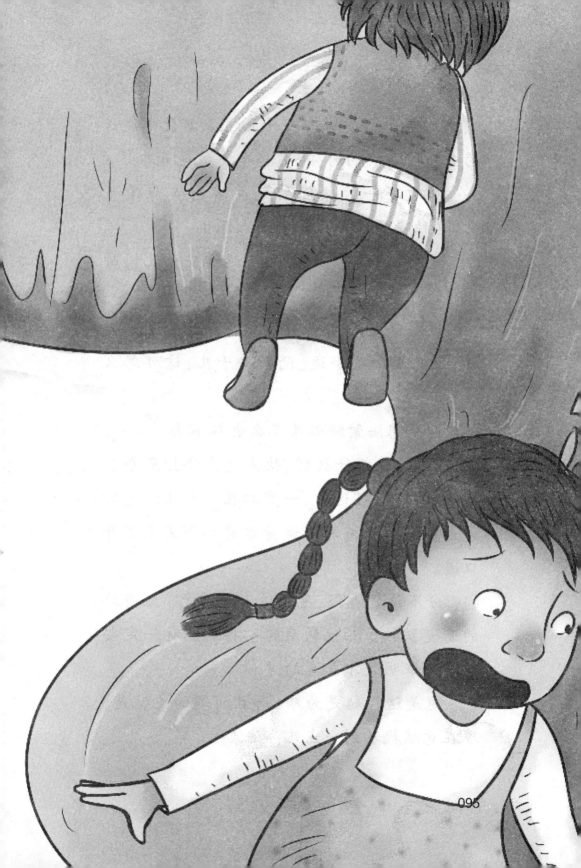

我才是麦麦罗。"就在安千儿准备朝最先说话的麦麦罗走去的时候,另一个突然也开口了。

刚才还一片热闹的气氛瞬间安静了下来,这种安静里充斥着一点点恐惧。

是的,恐惧感,因为毛小逗和安千儿同时在想一个问题:

现在只是麦麦罗,如果有一天除了麦麦罗,又有两个毛小逗、两个安千儿,这可怎么办?

这个想法萦绕心头怎么也挥不去。

"你们在想什么呀,快点想办法把那个假的给弄走呀。"这时,一直站在安千儿这边的麦麦罗突然指着毛小逗身边的那个麦麦罗开口道。

分不清楚真假,毛小逗有点着急。他身边的麦麦罗拍了拍他的肩膀:"搭档,你一定要想办法证明我才是真的呀。"

越是这样越是为难,而且问题的关键是,现在竟然找不到一点儿办法。

③克隆的麻烦

"魔术师。"安千儿只能把所有的希望都寄托在那个魔术师身上，"你一定可以的，对不对？你可以分得清楚哪个是真的麦麦罗，哪个是假的麦麦罗。"

"等等。"毛小逗却喊停了刚要说话的魔术师，"你变这个魔术纯粹是为了捉弄我们，还是有其他的深意？"

"好聪明的孩子。"看到自己想要说的竟然被这个小孩子猜到了，魔术师嘴角的笑容更浓了，"这个嘛，你们也应该看出我的深意了。"

"克隆其实并不是只有好处，对不对？"毛小逗突然问道。

"嗯。"魔术师微微皱了一下眉头，"对于克隆人可不是像你们想得那么简单的，我当然知道你们肯定无数次设想过有个和自己一模一样的人帮自己写作业听课，自己可以痛痛快快地玩之类的。可是你们要想到克隆也有自己的弊端：从生态层面上说，克隆技术导致的基因复制，会威胁基因多样性的保持，生物的演化将出现一个逆向的颠倒过程，即由复杂走向简单，这对生物的生存是极为不利的；从文化层面来说，克隆人是对自然生殖的替代和否定，打破了生物演进的自律性，带有典型的反自然性质；再从哲学层面上来说，通过克隆技术实现人的自我复制和自我再现之后，可能导致人的身心关系的紊乱，人的不可重复性和不可替代性的个性规定因大量复制而丧失了唯一性，丧失了自我及其个性特征的自然基础和生物学前提；当然最大的弊端就是血缘生育构成了社会结构和社会关系。"

魔术师继续说道："克隆人的出现，会导致很多负面问题。首先，社会该如何应对。克隆人与被克隆人的关系到底该是什么呢？其次，他（她）们的身份和社会权利难以分辨，他

(她)们的指纹、基因都一样，是不是要像汽车挂牌照一样在他们额头上刻上克隆人陕A0001、克隆人陕A0002之类的标记才能识别？再者，在克隆人研究中，如果出现异常，有缺陷的克隆人是决不能像克隆的动物那样随意处理掉的，这也是一个麻烦。因此在目前的环境下，不仅是观念、制度，包括整个社会结构都不知道怎么来接纳克隆……"

魔术师还在没完没了地说着。

"啊……"安千儿突然发现，不知道什么时候身边只剩下一个麦麦罗了。难道另一个被魔术师收走了？

"哎呀，不好了。"魔术师慌忙地对小家伙们说道。

"怎么了？"毛小逗条件反射般看向麦麦罗，他总觉得魔术师所谓的不好了和麦麦罗有关系。

"我，我收错了，把真的麦麦罗收走了。"魔术师的声音此刻听起来格外慌张。

"啊？"

　　呆立几秒，安千儿突然蹲在地上哭了起来。的确，麦麦罗那个人真的很讨人厌，每天总是喜欢扯着嗓子喊自己"小千儿"，有时候，还会和自己抢东西，甚至斗嘴。

　　可是那也是陪着自己好久了的麦麦罗呀，是一起从小玩到大的小伙伴呀。

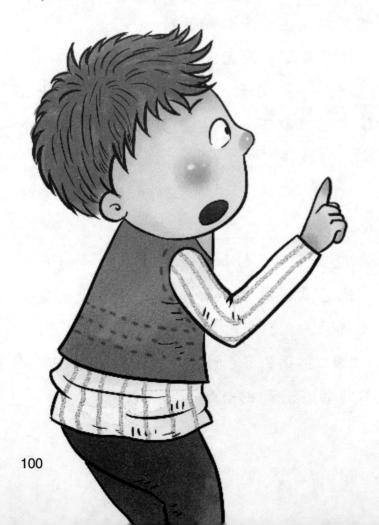

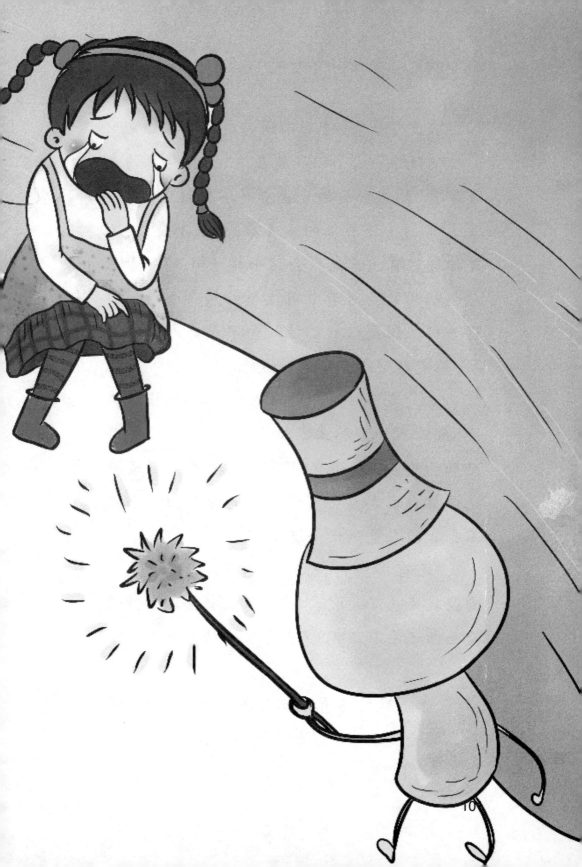

不止安千儿，连毛小逗一时也红了眼眶。

"啊喂喂，哭什么。我在这呢，我是真的麦麦罗。"站在一边的麦麦罗忍不住说道。

"骗子！还我们的麦麦罗，如果不是你，不是你突然冒出来怎么会这个样子呀。"安千儿越说越想哭，对着眼前这个虽然和麦麦罗长得一样，但是心底已经认为不是真人的麦麦罗，她突然觉得更加讨厌起来。

"我，我。小千儿，你以前最喜欢扎俩辫子，最近不知道怎么不扎了。嗯，还喜欢穿鲜艳颜色的衣服。还有啊，很笨，爱哭。"麦麦罗也惊讶自己怎么会有这么好的记忆力，书都不会背的人竟然记得这些。

"还有搭档啊，你这个人很聪明，就是太爱抢我风头了。哎，对了，你上次在我家借的漫画书还没有还呢。"麦麦罗又转身看着毛小逗。

"你瞧瞧，还有谁比我更了解你们呀，我是真的麦麦罗。"生怕小伙伴不相信，麦麦罗边说边把裤腿挽起来让两个小伙伴看他之前在学校操场旁边摔倒时留下的疤痕。

"好了，好了。"魔术师终于忍不住笑了起来，"他是真的麦麦罗，我和你们开了个小玩笑。"

"麦麦罗，真的是你。"安千儿在听完魔术师的话之后又一次哭了。哎哟，这个爱哭鼻子的小妞妞哟，也真是的。

"我要去休息了！"魔术师准备退场了。

"等一下。"毛小逗突然喊住了他，他问道："你之前说受人所托是受何人所托呀？"

"这个嘛，好了好了，告诉你们吧，其实呢，是受大脑所托的。"魔术师想就要离别了不如就对小家伙们坦白了吧，"你们这次是要拯救瘫痪的大脑，我当然要帮忙了。哦，对了，顺着这条路走，你们就可以去你们想去的地方了。"

"再问最后一个问题。"麦麦罗忍不住喊道，"那个大脑瘫痪真的是因为体内毒素的关系吗？"

"这个嘛，我可真不知道。到底是怎么回事，要让你们这群小孩子去看看喽。"魔术师说完突然想到了什么，"不如，我再给你们表演一次魔术如何？"

"什么魔术？"三个小伙伴好奇地问道。

"当然是无数个你们了，无数个麦麦罗，无数个毛小逗，无数个……"魔术师说着说着忍不住笑了，"喂，别跑呀，跑什么，你们跑了，我怎么变魔术给你们看。千千万万个你们该多有意思啊！"

第5章

· ·

恐怖之地——人体下水道

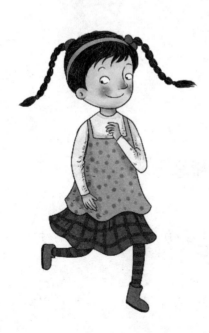

恐怖之地——人体下水道

①人体下水道

"幸好我们跑得快。"麦麦罗看了看身后，确定暂时安全了，心里那块大石头终于放下了。

"是啊，是啊，想想都可怕。"安千儿附和道。

"哈哈。"毛小逗倒是忍不住乐了，"我们

三个反应好快，他话没说完就都跑了。"

"这呀，就证明人的潜力是巨大的，平时你看小千儿走路慢悠悠的，这个时候跑得比我还快。"麦麦罗忍不住逗道。

"哼，我可不想有个和自己一模一样的人。"安千儿撇了撇嘴，"倒是你，刚才真应该让魔术师收了你，克隆的指不定脾气好呢。"

"哟呵，刚才是谁哭哭啼啼的呀。"麦麦罗故意往毛小逗身上靠了靠。

"嘘。"毛小逗突然把食指放在嘴唇上做了个噤声的动作。

"怎么了？"毛小逗的样子让麦麦罗很是怀疑，"难不成，难不成那个魔术师阴魂不散，又跟了上来？"

"啊，不会吧。"安千儿忍不住往后面看了一眼惊呼道，"这个也太恐怖了，他，他到底要干什么呀？"

"嘘。"毛小逗白了两个人一眼，再次重复了一下噤声的动作。

"你们听。"良久之后毛小逗开了口。

"听什么呀？"麦麦罗趴在那儿认真听了听，并没有听到什么不一样的响动。

"你什么都没听见？"毛小逗有点不可思议地问。怎么可能没听到，他明明听到了有什么声音，哗啦啦，哗啦啦的。

是水的声音？

或许是自己的错觉，毛小逗也开始怀疑起自己来了。

"我，我听到了。"一直默不作声的安千儿突然跳了起来，"真的有声音。不过不仔细听是听不到的，哗啦哗啦的声音。"

"啊，奇怪，我为什么听不到？"麦麦罗再次认真听了一下依旧没听到什么声音。到底是自己的听觉出问题了呀，还是和他们两个的位置有关系？

"来，换个位置。"麦麦罗推开毛小逗，在占了毛小逗的位置后，弯着腰听了好久。

"我以为有什么呢，看你们这个样子。"麦

麦罗不满地嘟囔，"不就是流水的声音吗，哗啦啦的。"

"这个地方竟然还有水，你不觉得奇怪

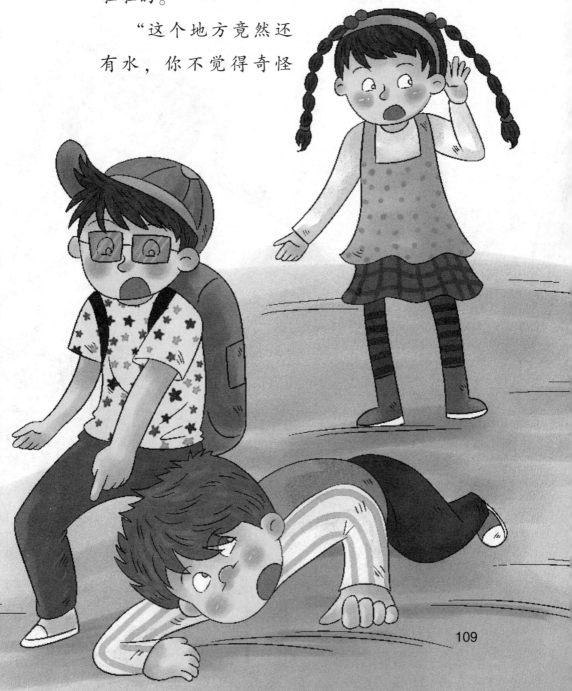

109

吗?"安千儿对麦麦罗的反应很是怀疑,"我看
呀,你应该是假的麦麦罗,如果是真的,早就
好奇了。"

　　"你才是假的。喂，等等我

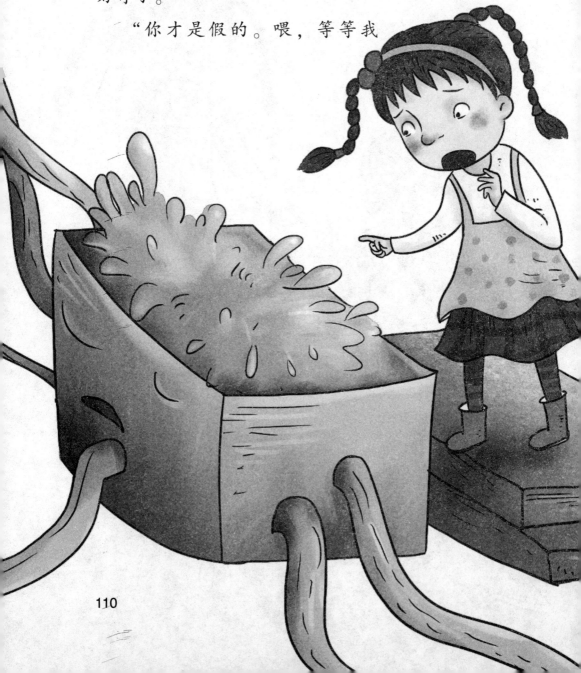

呀。"麦麦罗还没说完就看到毛小逗和安千儿已经朝前走去了。这个时候怎么能和他们走散了呢？

"喂，喂。"麦麦罗虽然喊着，可是前面两个人根本就没有要停下来的意思，显然是故意无视他的表现嘛！

"啊喂，不至于这个样子吧。真是的。"麦麦罗无辜地耸耸肩膀，"我只不过是觉得这里有水不奇怪而已嘛。我没有你们好奇心强烈，好了吧。"

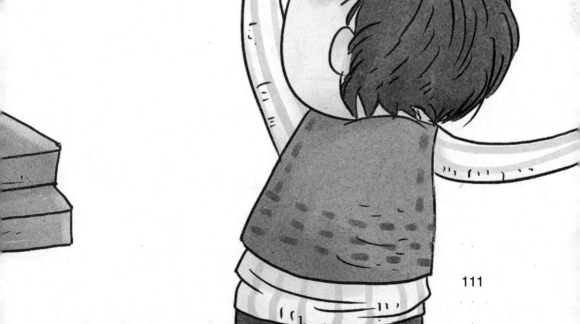

111

麦麦罗边说边往前跑。他哪知道，两个小伙伴是有了新的发现，因为他们似乎在那些水声里还听到了其他的声音。再想想麦麦罗那个马马虎虎的样子，当然不指望他会有什么发现了，不如直奔目的地省事一些。

"欢迎光临城市的下水道。"小伙伴们明显被这个会说话的门惊到了。

"哇。这个门好神奇，还会说话。"安千儿忍不住惊呼道。

"是呀，以后你回去可以写篇叫做《会说话的门》的小说。"麦麦罗赶紧凑上前说道。

"懒得理你，哼。"安千儿径自跟着毛小逗的步伐朝前走去。

"下水道？城市的下水道？"毛小逗自言自语道。

"是啊，城市的下水道可是很重要的呢。"安千儿补充道。

"要是没有下水道，不及时处理那些污水啊什么的，造成的后果可是很恶劣的。"麦麦罗也凑了上来。

"你还知道这个？不错。"毛小逗竖起拇指，故意笑了笑。

"喂，喂，你什么意思？"正说着话的麦麦罗的声音低了下来，因为他盯着眼前的那个蓄满水的大水池皱起了眉头。

不只是他，毛小逗也是。因为眼前这个大水池奇怪得很，他们在脑海里搜索着该用什么词来形容这种奇怪的存在的东西。

而且让他们想不到的是池子里似乎还有什么翻滚的声音。

"这个是什么东西？"麦麦罗指着水池里那些黄澄澄的池水不解地问。

"这里应该是下水道污水必经之地吧。"毛小逗若有所思地回答。

"哇，你们看这里，这里有好多管子哎，水都是从这里过来，又从那里流出去的吗？"安千儿看到不远处的东西后，忍不住高声呼喊道。

"你不觉得这里很难闻吗？"麦麦罗走近了之后忍不住捏紧鼻子。

"觉得呀。可是我还是很好奇那个是什么东西。"安千儿也学麦麦罗的样子捏紧了鼻子，然后拍了拍身边的毛小逗。

"还能是什么呀，澡堂子呗。"麦麦罗忍不住笑了起来，"你看，肯定是有人在这里洗过澡，这里的水都被弄成这个样子了。"

"什么澡堂子呀。"安千儿忍不住打断他，"你去过这么难闻的澡堂子呀。看这样的情况，干净的人进去洗一下也会洗脏了吧。"

"走了，别看了，别看了，这个脏脏的东西有什么好看的。"听了安千儿的话，麦麦罗点点头表示同意，然后他随手拽着毛小逗准备离开。

②"污水"从哪里来

"呜呜呜呜，你们都是坏人。"就在小伙伴

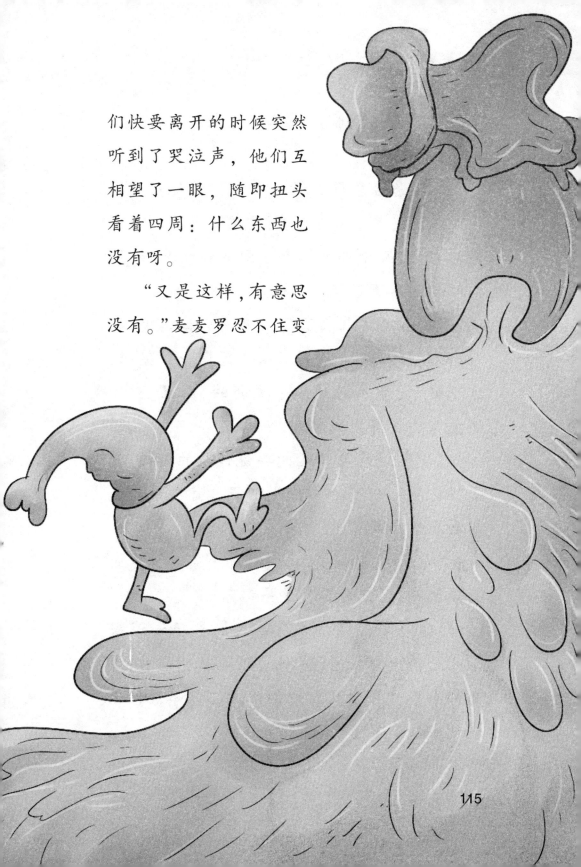

们快要离开的时候突然
听到了哭泣声，他们互
相望了一眼，随即扭头
看着四周：什么东西也
没有呀。

　　"又是这样，有意思
没有。"麦麦罗忍不住变

了脸，"明人不做暗事，你倒是光明正大站出来呀。"

果然是经历得太多，小伙伴们现在变得越来越淡定了。他们想着，这里肯定又藏着一个坏家伙，至于那个坏家伙到底什么来头，他们暂时还不清楚。

"我已经站出来了呀。呜呜呜呜呜呜，坏人，你是坏人。"麦麦罗本来是想逗一下英雄，这下好了，竟然遇到了个更弱的，而且，对方还被自己气得大哭起来。

"等等。"在安千儿想要说什么的时候，麦麦罗突然打断了她，"你先别哭，你先说说我怎么就是坏人了呀。"

"呜呜呜，你就是坏人。"那个家伙就像是复读机一样，只会重复这一句话。

"你，你还是先别哭了。我们是好人。"安千儿赶紧出口安慰道。她边说边往四周看，因为那个声音分明就在他们附近，只不过他们还没有找到罢了。

"那个,敢问你是?"毛小逗也忍不住开口问道。莫名其妙地被扣上顶坏人的帽子,而且对方死活不说这样说的原因, 这种事情放谁身上都会郁闷得要死的吧。

"你管我是谁呀,反正你们就是坏人。"那个家伙竟然要起了小性子, 死活不说自己是谁,只是一个劲儿地说小伙伴们是坏人。

"好,就算我们是坏人,可你也得好歹告诉我们,我们到底哪里是坏人了好吧,就算死也要死得明明白白的,对不对。"看到毛小逗和安千儿的办法都不管用, 麦麦罗决定亲自上阵了。

"你们刚才说我的坏话,在别人背后说坏话的就不是好人。呜呜呜呜。"那个家伙这次才说出个所以然了。

原来啊,小家伙们说了她的坏话。等等,不对呀。麦麦罗突然狐疑地看向两个小伙伴:"你们说她坏话了?"

"没有啊。"两个小伙伴连连摇头。不是自

己做的事情，可千万不能承认。

　　"明明就有，而且说得最多的还是你。呜
呜……"那个家伙明显是在说麦麦罗。反应过
来的安千儿和毛小逗揪着麦麦罗一顿暴打。

　　"说，你什么时候说人家坏话了？"毛小逗
扯着麦麦罗的衣服笑嘻嘻地说，"谁说的从不
乱欺负人的呀！"

　　"一个大男生说人家坏话，鄙视你。"安千
儿也不甘示弱。

　　"你们等等。"麦麦罗彻底懵了。自己何曾

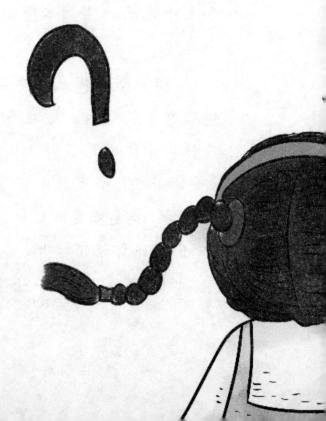

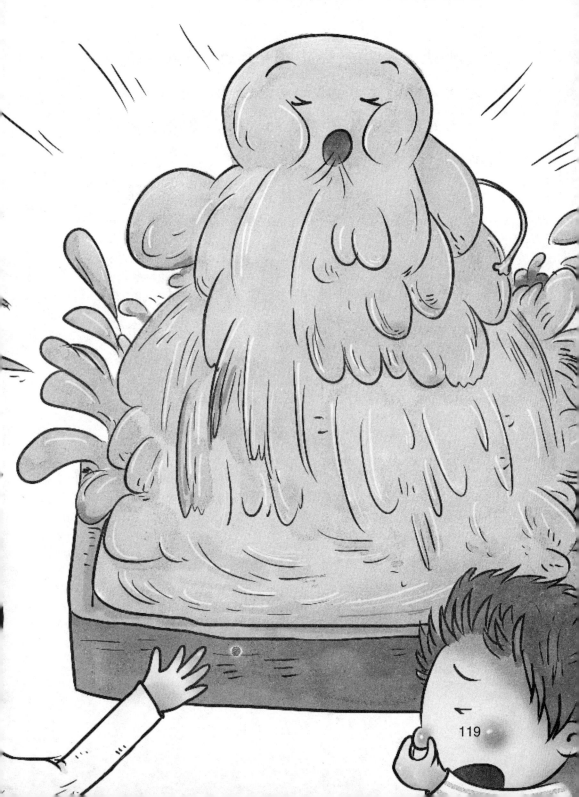

说过别人的坏话,还是在背后说。虽然自己平时是爱惹是生非,比如惹怒安千儿等。可是,自己好歹也是侠义衷肠的人,怎么会随便欺负人。

"我都不知道你叫什么名字,怎么可能说你坏话呀。"麦麦罗有点莫名其妙了,"这件事情关乎我一世英名,我一定要弄清楚。"

"你刚刚明明说了呀,你说我是脏脏的东西。呜呜呜……"似乎说到了伤心处,那个小家伙又开始哭了。

自己什么时候说过她是脏脏的东西呀,这纯属是无赖嘛。等等,她说脏脏的东西,自己好像是说了,可是,可是……

"原来是你呀。"麦麦罗突然指着前面那个被自己认为装的是洗澡水的大池子,"原来是你在捣鬼呀。"

"什么?"毛小逗和安千儿一愣,异口同声地说道。随即顺着麦麦罗手指的方向看向那个大池子。

"你的确说了我坏话。"被猜到了身份的小家伙并没有示弱，反而是一副理直气壮的样子。

"可是我没说错呀，的确是脏脏的。"麦麦罗忍不住小声分辩了一下，"你看，你干嘛不把自己清理得干干净净的呢？"

"呜呜呜呜，这个，这个不能怪我呀。"小家伙委屈地哭了起来，"你们又不是不知道，一个城市的下水道系统一旦被毁坏，将会出现污水横流、恶臭熏天的恶劣情况。人体也是如此。肾脏毁坏了，一样是'污水横流'，体内产生的各种代谢废物、毒物会流遍全身，并毒害人体的组织、器官及细胞，甚至危及细胞的寿命。作为人体的基本组成单位的细胞被毁坏，人的生命和正常的生理活动当然会受到影响，对于人体内环境而言，不是恶臭熏天，而是难以生存了。"

"什么？"毛小逗有点吃惊地说，"你的意思是肾脏出现了问题？"

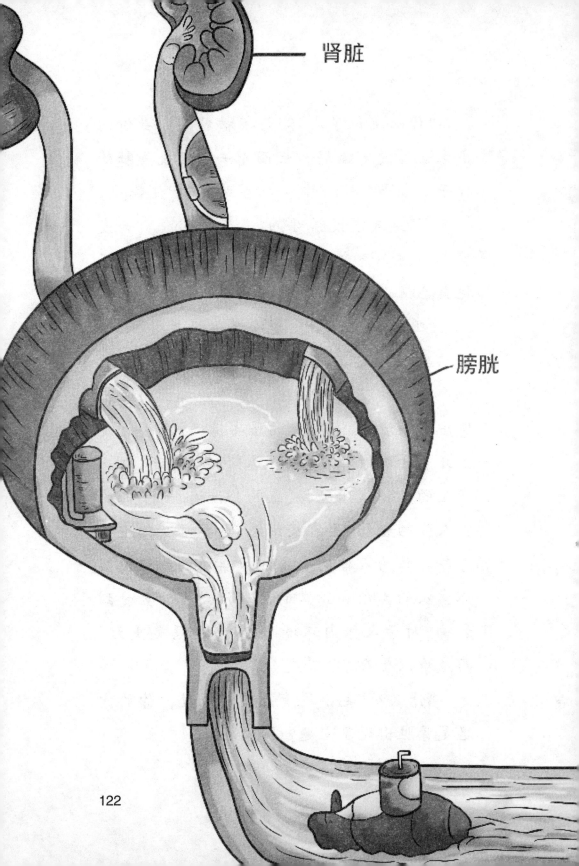

肾脏

膀胱

"呜呜呜呜，我也不确定呀。"那个小家伙又开始哭了，"因为要处理人体内的废水，所以我常年脏兮兮的。可是，可是我都在极力保持干净整洁了呀，可是还是出这样那样的问题了。"

"啊，那你能告诉我们关于肾脏的一些情况吗？"麦麦罗忍不住问道。

"是呀，是呀。"安千儿赞同地点点头，还不忘给小伙伴们说，"难不成大脑瘫痪跟肾脏还是有些关系的？"

"这个……"那个小家伙稍微犹豫了一下，"我也不大清楚。但是肾脏在整个地下水道中是很重要的。这个肾脏呢，其实是人体的重要器官，它的基本功能是生成尿液，借以清除体内的代谢产物及某些废物、毒物，同时经重吸收功能保留水分及其他有用物质，如葡萄糖、蛋白质、氨基酸、钠离子、钾离子、碳酸氢钠等，以调节水、电解质平衡及维护酸碱平衡。肾脏同时还有内分泌功能，生成肾素、促红细胞生成素、活性维生素 D_3、前列腺素、激肽等，又为机体部分内分泌激素的降解场所和肾外激素的靶器官。肾脏的这些功能，保证了机体内环境的稳定，使新陈代谢得以正常进行。"

"肾脏为成对的扁豆状器官，位于腹膜后脊柱两旁浅窝中。长 10~12 厘米，宽 5~6 厘米，厚 3~4 厘米，重 120~150 克。左肾较右肾稍大，肾纵轴上端向内、下端向外，因此两肾上极相距较近，下极较远，肾纵轴与脊柱所成角度为 30 度左右。肾脏的一侧有一个凹陷，叫做肾门，它是肾静脉、肾动脉出入肾脏以及输尿管与肾脏连接的部位。"

"肾为成对的实质性器官，红褐色，可分为内、外侧两缘，前、后两面和上、下两端。肾的外侧缘隆凸，内侧缘中部凹陷，称肾门，是肾盂、血管、神经、淋巴管出入的门户。这些出入肾门的结构被结缔组织包裹，合称肾蒂。由肾门凹向肾内，有一个较大的腔，称肾窦。肾窦由肾实质围成，窦内含有肾动脉、肾静脉、淋巴管、肾小盏、肾大盏、肾盂和脂肪组织等。肾外缘为凸面，内缘为凹面，凹面中部为肾门，所有血管、神经及淋巴管均由此进入肾

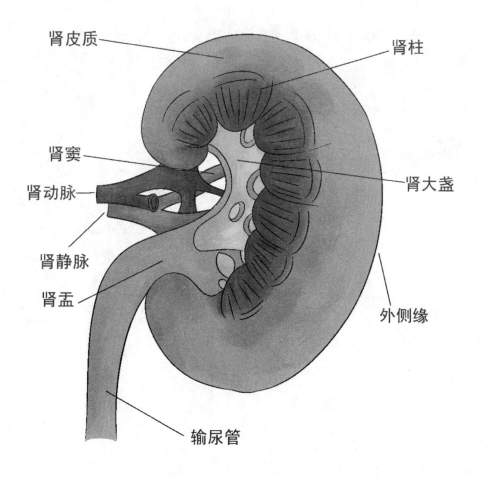

脏,肾盂则由此走出肾外。肾静脉在前,肾动脉居中,肾盂在后。若以上下论则肾动脉在上,肾静脉在下。每个肾脏由100多万个肾单位组成。每个肾单位包括肾小球、肾小囊和肾小管三个部分,肾小球和肾小囊组成肾小体。"

"那肾脏的具体功能呢? 是下水道的哪个

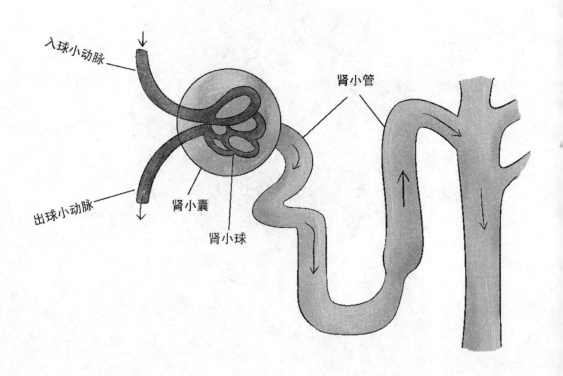

入球小动脉

肾小管

出球小动脉

肾小囊

肾小球

环节？"毛小逗突然问出了这个问题。

"是呀。虽然你介绍了这么一大堆，可是对于肾脏，我们还是不大了解，比如他的具体功能什么的，你可知道？"麦麦罗觉得拯救大脑很有希望，指不定就是所谓的肾脏出现问题了。因为下水道可是重要的环节，不管在哪个城市中。

"肾脏的功能呀。让我想想。"小家伙眯着眼睛想了好久依旧没想出来，"我记得以前听说过的呀，怎么会忘了呢，我这记性，呜呜呜呜……"

小家伙可真是爱哭呀，她只顾着抹眼泪，根本没注意到边上两个小伙伴已经无限黑线的脸。

"哎，安千儿，我总有种错觉。"忍了半晌的麦麦罗，忍不住开口道，"我总觉得她和你才是亲姐妹，动不动就'呜呜呜呜'。"

麦麦罗边说边学着小家伙的样子，这下不只是安千儿想揍他了，连小家伙都想喷他一脸口水。

"你怎么这么欠打呀。"安千儿说着就想上前对着麦麦罗拳打脚踢。

"支持，支持你。呜呜呜呜……"小家伙这个时候也不去想刚才困扰着自己的问题了，也开始起哄道。

"你看看，说你们像亲姐妹，你们还不信，这么齐心协力呀。呜呜呜，呜呜呜……"麦麦罗在结尾不忘加上个哭腔。

"大坏蛋，大坏蛋！"安千儿说着上前准备揍麦麦罗。

"喂，君子动口不动手。"麦麦罗一边躲闪一边说道。

"不好意思，让你失望了，我不是君子，我是小女子。"安千儿边说边追着打。

"打得好，打得好。"小家伙依旧鼓动着。看来，唯恐天下不乱的是这个家伙呀。

"好了，好了，先别闹了，我们还有正事要办呢。"毛小逗无奈地打断这些家伙的闹腾。

　　"是哦，正事，正事要紧，我错了，还不行吗？"麦麦罗这才想起来要拯救瘫痪的大脑才是正事呀，怎么能把时间浪费在这种无聊的事情上呢。

　　"这小家伙，懂这么多！肯定知道大脑瘫痪的事情。"

第6章

肾脏的强大功能

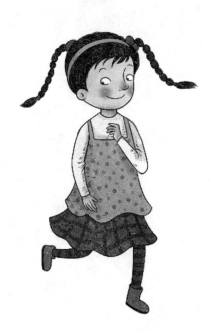

肾脏的强大功能

① 肾脏的功能

安千儿现在可有求于小家伙了，只好装作一副很认真的样子。

"对哦，喂，脏兮兮的家伙，你知不知道大脑的事情？"麦麦罗突然又把矛头指向了那个爱哭的小家伙。

"呜呜呜，我才不是脏兮兮的家伙呢，我

只记得这些了呀。大脑是司令，我接触得很少，不过我可以给你们讲讲别的。"

"别的？"麦麦罗略微皱了皱眉。

"肾脏，我能告诉你们关于肾脏的事情。"

"……"

"你……还是快点说吧。"

"是这样的。"小家伙为自己想到了这一点东西有点洋洋得意，"第一个功能就是尿的生成。血液流经肾脏时，除了血细胞和大分子的蛋白质外，大部分的血浆成分通过肾小球毛细血管内皮、基底膜及足细胞裂孔膜构成的滤过膜滤入肾小囊形成原尿，在流经不同节段肾小管的过程中通过尿液的浓缩和稀释，最终形成终尿，汇入肾盂(肾盂是所有肾单位的肾小管集合的部位，用来把所有形成的尿液集中起来，然后把尿液输送到与肾盂连接的输尿管里面，由输尿管把尿液输送到膀胱，最后排出体外。简单地说肾盂是用来集中尿液的)，排出体外。"

　　"第二个嘛自然是排泄代谢产物。机体在新陈代谢的过程中产生的绝大部分代谢废物——包括以尿素氮、肌酐、尿酸等为代表的一百余种代谢废物和毒性物质，通过血液进入肾脏，经肾小球滤过或肾小管分泌，随尿液排出体外。"

　　"第三个呢就是维持体液、电解质平衡及体液的酸碱平衡。在肾脏，血液中的水和电解质通过肾小球滤入原尿；原尿中的水和电解

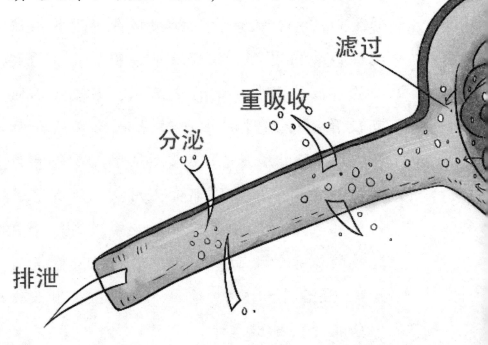

滤过

重吸收

分泌

排泄

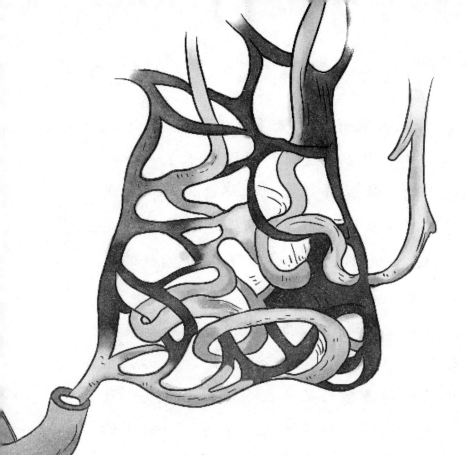

质在流经不同节段肾小管时以不同的比例被重吸收，同时部分电解质将被分泌入管腔。通过肾脏的尿浓缩与稀释过程维持机体水、电解质以及酸碱的平衡，从而维持内环境的稳定。第四个是内分泌功能。"

"我厉害吧，竟然想到了。"小家伙忍不住骄傲起来，"我一直很聪明，而且记忆力很好。"

　　"记忆力很好？"麦麦罗忍不住笑了。不过他知道这个小家伙爱哭，于是压低了声音趴在毛小逗耳边说道，"看她这样的情形，大概是忘了刚才自己是怎么记不得这些东西的。"

　　"哎，我是不是忘记什么了？"小家伙的这句话差点让三个小朋友笑死。

　　刚刚还在说自己记忆力很好，现在竟然开始满脑子搜索是不是忘记了什么。当然，至于小家伙到底忘记了什么，这个小朋友们可不知道，他们只知道呆呆地等着这个所谓的记忆力很好的小家伙自己想起来。

　　"哦，对了，我想起来了。"小家伙终于想起来了，"那个内分泌功能呀，具体来说呢，是可以分为五个方面的。第一就是分泌肾素、前列腺素、激肽。通过肾素→血管紧张素→醛固酮系统和激肽→缓激肽→前列腺素系，来调节血压。第二就是促红细胞生成素，刺激骨髓造血。第三当然是活化维生素D_3，调节钙磷代谢。第四就是许多内分泌激素降解场所，如胰岛素、胃肠激素等。最后一个便是肾外激素的靶器官，如甲状旁腺素、降钙素等，可影响及调节肾脏功能。可见，肾脏在维持机体内环境稳定方面发挥着重要的功能。"

"你的这个烂记性呀，还不如我呢。"麦麦罗实在是忍不住了。

"嗯哼，对了，你们要好好保护肾脏，哎，对了，那个要怎么保护来着？"小家伙根本没注意到此时此刻三个小朋友好想挖个坑把自己埋了，然后举个牌子说，不认识这个小家伙。

②人体排泄的方式

"这个呀，我真想不起来了。"小家伙又苦思冥想了好久，最后只好摇摇头，"我，我，我，呜呜呜……"

"好了，好了，别哭了。你想不起来呀，没关系的。"安千儿赶紧站了出来，"这个呀，我好像听我妈妈提起过。"

"啊,你,你知道呀。"小家伙听到安千儿这样说,不免开心起来。原来还是有人知道的呀,原本以为自己忘记的东西要被永远遗忘了,这个时候能找到一个知道自己已经遗忘的事情的人,是多么开心的一件事情呀,这样,之前的失落一扫而空。

"是哇,是哇,我当然知道了。要限制含钾高的饮食,要执行低磷饮食,要减低钠含量,要增加热量,还有减轻口渴,不进或者少进高盐食物,增加纤维素。"安千儿赶紧开口把自己知道的都说了出来。

"哎,小家伙。"麦麦罗环顾了一下四周,然后有点好奇地问道,"话说,这下水道的水是怎么排出去的,你倒是说说看呀。"

"这个呀……"小家伙这次可没有忘记,虽然记性不好,可是对于麦麦罗这个问题来说,小家伙可是非常了解的。可是此时此刻,她却故意苦着脸看着他们。

"喂，她不会又忘记了吧？"麦麦罗扭头看着身边的毛小逗，对于这个时不时都会忘记事情的小家伙，麦麦罗基本已经处于习惯状态了。

"看来，我们还是自己想办法解决吧。"麦麦罗说着随手指了指这里遍布的各种管道随

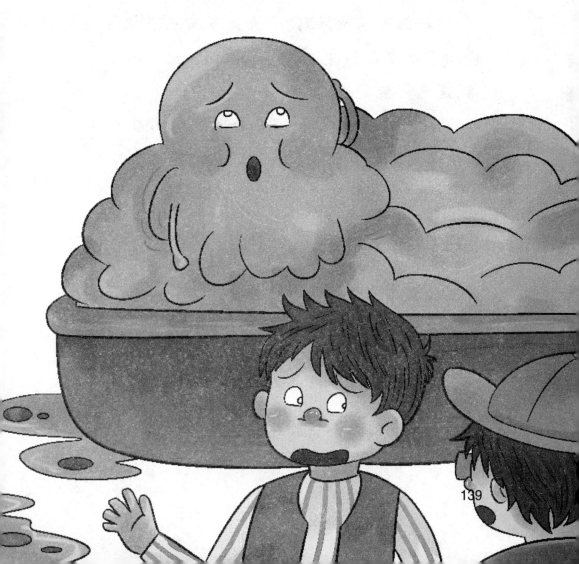

便问了句,"从这里排出去?"

"其实吧。"小家伙故意放慢了声音,待三个小家伙都停下手中的动作齐刷刷地望向她时,她才开口,"其实,这些机体排泄的途径有很多种。当然了,这些简单的方法,你们应该可以猜得到的。"

"我们可以猜得到?"麦麦罗有点不相信地指了指自己和身边的小家伙们,他可不相信,怎么可能猜得到。

"给一点点提示嘛。"安千儿知道,小家伙这次是要考验自己和伙伴们的反应能力了。

"嗯,看我的动作。"小家伙边说边做出了呼吸的动作。

当然,我们很容易都知道这些是呼吸动作,但在小家伙身上却呈现出了不一样的景象。

那么,三个小朋友究竟看到了什么景象呢?

看着他们三个一脸迷茫的样子,小家伙

不解了，自己做这个动作，很明显呀。

为了更明显，小家伙加大了幅度。

小家伙这是要干嘛？难怪麦麦罗会有这个疑问，原来小家伙在呼吸的时候，小朋友们看到的却是一汪脏脏的水在不停地摇晃，像是海啸。当然了，这也只是麦麦罗小朋友瞎想的，真正的海啸是什么样子他可没见过，可是他看着这脏脏的水，有点不舒服。总是有种错觉，一个不小心，这些水就会翻腾到自己身上，而且这些脏脏的水到底是个什么东西，自己和小伙伴们还没弄清楚呢。

"她，她这是要发火了吗？"安千儿有点怯怯地问毛小逗。

毛小逗点点头。难怪他们会这么想。小家伙此刻的样子，让小朋友们想到了大海要发怒的前兆。他们不约而同地往后退了一步。

难得啊，三个小伙伴居然想到一起去了。

"喂，你们三个笨蛋，到底想到没有？"在自己费力地呼吸了好几次后，小家伙终于忍

不住了。她哪知道，小家伙们看到的只是她使
劲地在扭动着自己的身躯，心里想的都是千
万别让这脏脏的来历不明的水因为发怒全部

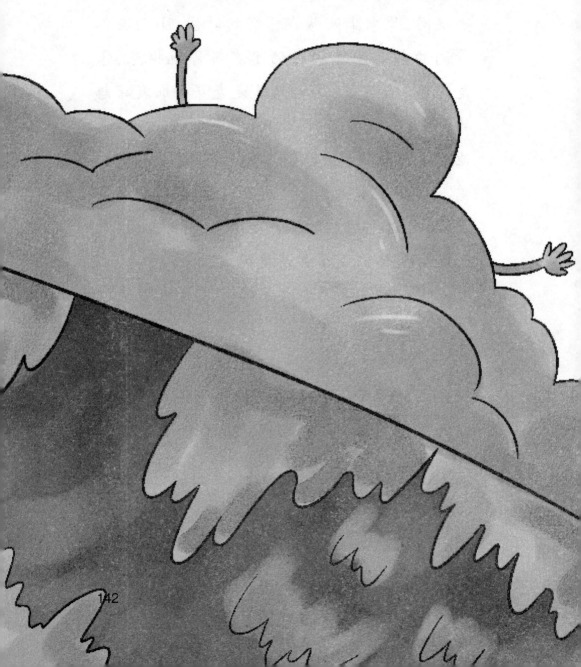

142

弄到自己的身上。

"没，没有。"麦麦罗边摆手边往后退。

"海啸？还是，还是你在生气？"安千儿忍不住问了句，"我们，我们没惹你生气吧？"

"什么生气？我，我这是在……"小家伙边说边扭动着身躯，突然之间她明白了，小家伙们敢情只顾着看自己脏脏的庞大的身躯了。

"你们这群笨蛋，我是让你们看我在做什么。"

"跳舞。"

"发飙。"

"气死我了。"小家伙忍不住开始"手舞足

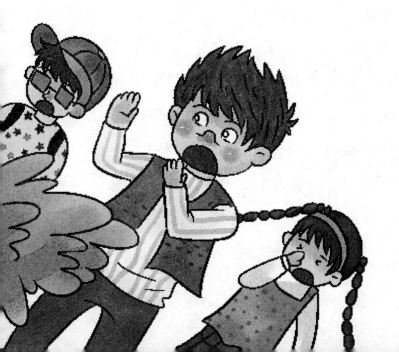

蹈"起来，"我这是在呼气，吸气。"

"呼吸？"毛小逗有点不确定地问道，"你是说呼吸是机体排泄的途径之一？"

"可不是嘛，你们三个笨蛋，真要气死个人喽。肌排泄的第一种排泄途径，就是由呼吸器官排出，主要排出的是二氧化碳和一定量的水，水以水蒸气形式随呼出气体排出。"

"啊，原来是呼吸。"麦麦罗说着做了个呼吸的动作给小家伙看，"我们呼吸的时候是这样的，哪像你那样啊，还说我们笨。"

"我，我，我不是害怕你们看不清楚嘛，就夸大了一下表演给你们看。"小家伙哼了一声扭了脸，不再搭理小家伙们。

"好了，好了，是我们笨，好不好。"安千儿一看这种情况只好站出来打圆场。麦麦罗也真是的，不就是被说成笨了嘛，干嘛惹恼这个小家伙，要知道这可是小家伙的地盘呀。

"第二种呢，更简单了，你们自己想想嘛。"小家伙扭脸继续说道。其实她也没真的生气，只是做做样子逗逗小伙伴们而已。

"我们自己想想？"毛小逗略一思索，突然笑了，"是汗水？随着汗水排出的对不对？"

"嗯，也可以这么说。"小家伙没想到这么快就被人猜到了，其实她原本准备继续为难他们一下的，"第二种呢，就是由皮肤排出的。主要是以汗的形式由分泌腺排出体外，其中除水外，还含有氧化钠和尿素等。"

"那第三种呢？"麦麦罗突然像明白了似地指着小家伙，"你，你，你就是第三种？"

"啊？"

"不，不会吧？"安千儿和毛小逗显然不能接受麦麦罗说的话，两个人都被吓了一大跳，怎么会……

"当然是了，没想到你也蛮聪明的嘛。"小家伙这个时候才偷偷笑出来，"第三种呢，当然就是以尿的形式从肾脏排出去了。"

"什么？"

"尿？"

安千儿和毛小逗互望一眼然后看向麦麦罗,"你怎么猜出来的?"

"这个嘛,这个嘛。"麦麦罗故作深沉地说,"天机不可泄露。"

"喂!"毛小逗忍不住推了麦麦罗一下,"什么天机,你就直说了吧。"

"因为她之前说了水,汗水,我就想着也该说到尿了。"麦麦罗不好意思地挠挠头,"其实也就是蒙对了。"

"怪不得你脏脏的。"安千儿低着声音说了一句。

当然,这句话还是被小家伙听到了:"你要知道心灵美才是真的美。虽然我脏脏的,可是我作用很大的。"小家伙刚刚产生的一点点自卑情绪慢慢地消散了,稍微抬高了声音,"尿中所含的排泄物为水溶性并具有非挥发性的物质和异物,种类最多,量也很大,因而肾脏是排泄的主要器官。此外,肾脏是通过调节细胞外液量和渗透压,保留体液中的重要电解质，排出氢，维持酸碱平衡，从而保持内环境的相对稳定。因此肾脏又是一个维持内环境稳定的重要器官。肾脏还可生成某些激素，如肾素、促红细胞生成素等，所以肾脏还具有内分泌功能。"

"啊，那，那，我倒是好奇了，你是怎么来的呢。"麦麦罗问完这句话觉得唐突了，忍不住又补充了一句，"我只是好奇，因为我们之前刚刚知道了自己是怎么来的，所以也就……"

"我嘛，这个说来话长了。"没想到之前哭哭啼啼的小家伙这个时候却洒脱得很，"血液流经肾小球时除大分子蛋白质和血细胞，血液中的尿酸、尿素、水、无机盐和葡萄糖等物质通过肾小球和肾小囊内壁的滤过作用，到肾小囊腔中，形成原尿。"

"当尿液流经肾小管时，原尿中对人体有用的全部葡萄糖、大部分水和部分无机盐，被肾小管重新吸收，回到肾小管周围毛细血管的血液里。原尿经过肾小管的重吸收作用，剩下的水和无机盐、尿素和尿酸等就形成了尿液。之后尿液进入肾盂，经过肾盂的收缩进入输尿管，再经过输尿管的蠕动进入膀胱。"

"那，那下水道要怎么处理这些污水呀。"麦麦罗问完之后，又觉得这句话对于那个哭哭啼啼的小家伙来说是个伤害，赶紧补充道，"我，我的意思是，意思是……"

"没关系呀。"小家伙这个时候倒是洒脱起来，这个样子的她让麦麦罗想到了刚认识的时候只知道哭哭啼啼的小家伙，"你们看到没，通往这里有很多小胡同，这些小胡同有好多好多个弯，虽然走起来很麻烦，但是可不能小瞧它们呀。它们可是肾小球里的血管，也是过滤污水的第一道关卡呢。"

"当然了，在此之前你们看到的地方就是入球动脉和肾小球之间的临球装置了，所谓的临球装置其实是一小段血管。它分泌一种叫做'肾素'的激素，刺激小动脉收缩，加强肾小球内的动脉压力，以便把血液挤压出小球血管壁上的过滤网。"

"当血压升高时,肾素会停止生产,而血

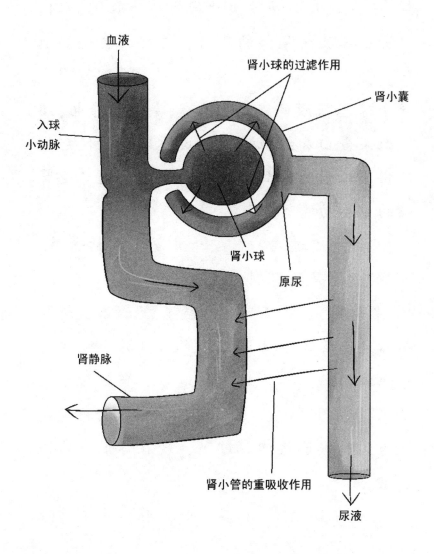

血液

肾小球的过滤作用

肾小囊

入球
小动脉

肾小球

原尿

肾静脉

肾小管的重吸收作用

尿液

压降低时，肾素又会恢复排放。若肾小球的动脉压消失了，肾素就会不断地流出来，直到对控制全身血液压力的中枢神经产生刺激。这样，全身的大小动脉便开始拼命地收缩，以保证肾小球获得足够的压力，这样就会得高血压。

肾小球基底膜的工作性质就是放出静电，组织血浆蛋白和红血球通过过滤网，迫使它们从出小球动脉回到血液循环中去，这可是肾脏的重要功能呀。"

"第一道过滤？"安千儿忍不住插嘴道，"你的意思是还有别的过滤？"

"是啊，当然不只这一层了。"小家伙极其耐心地回答了小伙伴们的问题，"肾小管才是对血液进行第二次过滤的地方。当然对于第二次过滤的事情，上面我在回答你们我是怎么来的时候已经回答过了，现在你们应该懂了吧。"

"说了这么多，其实你和大脑停止工作没

有任何关系？"麦麦罗突然问出了自己一直想要问的问题。

"啊，当然，当然也算是有点关系的嘛，这一切大脑总司令要管的。"小家伙吭哧了半天才回答了这句话。

"喂。"麦麦罗已经知道了，自己和小伙伴又白忙活了，他不耐烦地推了一下身边的毛小逗，"我们要空手而归了。"

"啊。"小家伙这时才明白，这三个小朋友来找自己是有别的事情的，很显然自己的回答并没有解决他们的疑问。

③最后一个巨人

小家伙问道："你，你们来这里到底是为了什么？"

"大脑司令部瘫痪了，我们就推测是不是体内的毒素影响了它，然后，然后……"安千儿做了个"然后，你就知道了"的表情后转身看了看身边的小家伙，似乎在告诉他们不要紧张办法总会有的。

"这样啊。"小家伙这才明白过来，她低着头想了一下，又抬起了头，"这个，真的不关我们的事情。虽然这个大巨人的肾脏开始老化了，可是暂时影响不到大脑的运行。"

当然，小家伙这时候也很担心，她比谁都清楚，大脑瘫痪将会给这个存活了几百年的大巨人带来怎样致命的伤害。

"那，那怎么办，线索又断了吗？"麦麦罗的话语里满是失落，没想到最终还是没有办法帮到大脑司令。

"不要担心，总会有别的线索的，我们再想想，或许还会有别的原因的。"毛小逗在脑海里搜索着一路上遇到的所有人和事，想从中找出一些蛛丝马迹来。

"其实……"小家伙看着三个小朋友急得团团转的样子，忍不住开口了，"我觉得吧……"

　　"你觉得怎么样，这个时候我们可没有时间陪你在这儿瞎玩。"麦麦罗以为这个小家伙又要说出逗自己玩的话了，忍不住事先声明道。

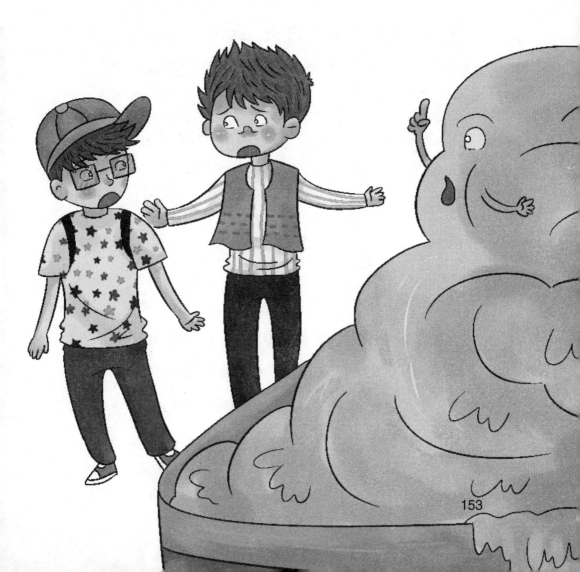

"哪,哪有啊。"小家伙没想到麦麦罗这么凶,停顿了一下才开口,"我想说的是,我好像知道原因。"

"什么?"

"你?"

"你怎么不早说。"麦麦罗恨不得上前揪着这个家伙的衣领质问她,看着自己和伙伴们干着急,竟然这个时候才说自己好像知道原因。

"你们也没问呀。"小家伙低声说道,但是很快他看到了麦麦罗想要杀人的眼神,赶紧举手投降,"我,我说,可能,可能是外敌入侵。"

"什么?"

"外敌入侵?"

"他不会是在说我们吧。"麦麦罗看着毛小逗和安千儿,有点不知所措地问道。

"我们,我们也是外人。"安千儿也有些紧张地看着毛小逗。虽然是外人,可是真的没做什么伤害这个身体的事情呀。

"当然不是你们了。"小家伙一副不敢置信的眼神，"你们竟然会以为我说的是你们？怎么这么笨呀。"

"喂，你说谁笨呀。"麦麦罗一听她说不是自己和小伙伴们的原因，心里那块大石头终于放下了，不管怎么说，不是自己和小伙伴就是好事。

"我说的外敌，就是，就是那些坏人了。"

"坏人？"

"我看你就是坏人。"小朋友们这个时候却逗起了小家伙。

"哎哟，我是说真的啦，你们要知道，细菌呀、病毒呀这些乱七八糟的坏人们可是无时无刻都在想着要侵占这个领土呢。"小家伙的样子看上去很认真，一点都不像是在开玩笑。

"侵占？"

"那不是要打仗吗？"

小伙伴们稍微犹豫了一下，决定不管怎

么样，还是去看看吧。小家伙说的未尝不是一条线索，而且这个身体内似乎还隐藏着什么不安分的因素。

"很多年前，一种古怪的病毒侵占了这

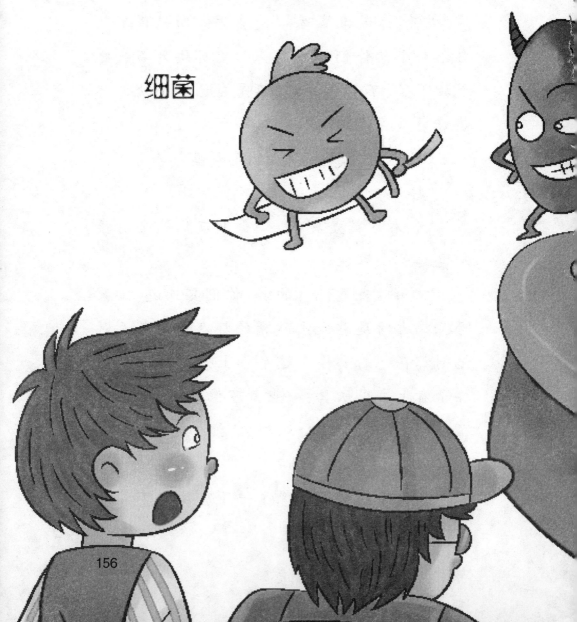

细菌

里，那时候我们的同伴几乎死掉了三分之一，小 A、小 B、小 C 等，全都死了，我的小伙伴全都死在了那个病毒的手里。"小家伙想起了病毒的事情急忙说道。

病毒

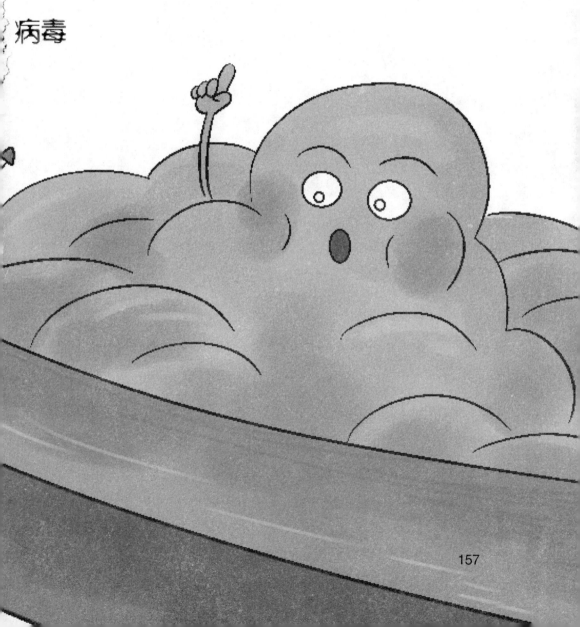

　　"你们千万要小心，病毒很厉害，会让我们死去的。"小家伙又一次叮嘱。

　　告别了小家伙，三个小伙伴再次踏上寻找真相的旅途。

下册预告

三个小朋友能否找到所谓的"外敌"呢？这个身体内隐藏着的不安分因素在伺机行动,灾难来临,小朋友们又该怎么做呢？大巨人的身体到底出现了什么状况,小朋友们又要用怎样的方法渡过难关,回到爸爸妈妈的身边呢？

敬请期待《人体科普童话》系列最终篇《细胞军团大作战》。